弱激光临床应用与进展（下）

——808～830nm 弱激光临床应用

主 编 朱 平 冯勇华

编 者 章 萍 金昉虹 兰宾峰

王德林 贶 渔

审 阅 张洪娟

中国科学技术出版社

北 京

图书在版编目（CIP）数据

弱激光临床应用与进展．下／朱平，冯勇华主编．－北京：中国科学技术出版社，2017.7
ISBN 978-7-5046-7536-1

Ⅰ．①弱… Ⅱ．①朱… ②冯… Ⅲ．①激光疗法 Ⅳ．R454.2

中国版本图书馆 CIP 数据核字（2017）第 128025 号

策划编辑	焦健姿
责任编辑	黄维佳
装帧设计	华图文轩
责任校对	马思志
责任印制	马宇晨

出　　版	中国科学技术出版社
发　　行	科学普及出版社发行部
地　　址	北京市海淀区中关村南大街 16 号
邮　　编	100081
发行电话	010–62103130
传　　真	010–62179148
网　　址	http：//www.cspbooks.com.cn

开　　本	850mm×1168mm　1/32
字　　数	126 千字
印　　张	5.25
版、印次	2017 年 7 月第 1 版第 1 次印刷
印刷公司	北京威远印刷有限公司
书　　号	ISBN 978–7–5046–7536–1/ R · 2035
定　　价	18.00 元

内容提要

ABSTRACT

本书分上、下册，详细、系统地介绍了激光医学的发展和临床应用。本册介绍了红外光（808～830nm）弱激光治疗及其临床应用最新发展，详细介绍了近红外弱激光治疗的机制、治疗的方法、适应证和禁忌证等，重点介绍了近红外弱激光穴位和痛点辐射治疗颈椎病、腰椎间盘突出症、骨关节炎、急性脊髓损伤、股骨头坏死、面神经麻痹、肝硬化、高血压及肿瘤等病症的概念、发病因素、实验室检查、临床症状、药物治疗和非药物治疗，尤其是弱激光治疗国内临床应用的案例和经验。本书内容丰富，知识全面，指导性、实用性强，既适合基层医务工作者，尤其是从事物理治疗的医护人员临床科研、教学和实践参考，也适合医学生学习和了解弱激光照射治疗的基础知识和临床应用，亦适合中老年朋友在家中预防和治疗多发病和慢性疾病及康复参考。

前　言

PREFACE

　　光疗是物理治疗的重要组成部分，所以在物理康复科中，光疗是不可缺少的部分，而且有很好的疗效，光疗包括红外线、可见光、紫外线，现在又加上 LED 和激光治疗，特别是激光，它是光学上一次伟大革命，激光具有四大物理特点即光的能量大，光的单色性好，光的方向性好，光的相干性好，这些是普通光所不具备的，因此，光疗在物理治疗上具有它特殊的意义。

　　激光一出现，就很快应用在物理治疗上，如皮肤溃疡、疼痛、炎症（包括细菌性和非细菌性），促进骨折愈合，改善血液循环和微循环，故对心脑血管疾病有一定的辅助治疗效果……由于激光在临床上大量应用，成为临床治疗上不可缺少的助手。

　　在理疗上常用激光主要在红光和红外光波段上，少数用紫外波段部分治疗白癜风、银屑病。目前在开发的包括蓝光波段治疗痤疮，绿光波段治疗失眠等。激光，在理疗上主要用的是弱激光，其新的用途正在方兴未艾，前途无量。

　　本书主要介绍红光和红外激光，红光的激光开始都使用的氦氖激光，目前几乎全部被 650nm 的半导体激光所取代，红外激光从 CO_2 激光、YAG 激光已过渡到 808nm、810nm、830nm 的红外半导体激光所取代，由于半导体激光具有体积小、重量轻、寿命长、波长覆盖面大等优点，所以不但医院可用，而且可以进入千千万万家庭中，它安全可靠、便于携带，深受使用者的欢迎。

本书收集和总结了国内外关于弱激光治疗的病例和经验，供广大医务工作者和读者参考。如有不妥之处，欢迎批评指正。

主　编

目 录
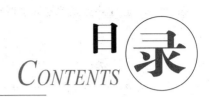

CONTENTS

第1章 弱激光的基础知识

CHAPTER 1

第一节　近红外弱激光治疗的概况

一、半导体激光的优越性

在 1962 年 RN·霍耳等成功地研发出砷化镓系列的激光器，它既可阵列后做成高强度半导体激光器，又可以做成体积有纽扣大小的弱激光输出的激光器。这种激光器和传统的激光器结构不同，它的核心部分是由 GaAlAs 或其他ⅢA 族至ⅦA 族半导体元素构成的芯片，其寿命长、重量轻、不易损坏，光电转换效率远高于传统的激光器，出光率高，不产生多余的热，不需要高压电源，不需要冷却，易操作和便于随身携带。其可交直流两用的优点，光谱带有即输出红光的 630nm、650nm、680nm 激光，又有输出外红光的 808nm、810nm、830nm 激光，所以这种激光在医学上应用很有前途。在上册里我们已对弱激光特别是 650nm 红色激光进行了详细介绍。在本册中，将介绍 808～830nm 弱激光的临床应用，以供读者参考。

二、近红外弱激光发展概况

日本将这种近红外激光的弱激光治疗作为他们的特色，并认为在这方面他们处于领先地位，日本激光治疗协会主席

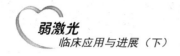

Toshio Ohshiro 认为弱激光治疗将引领未来治疗手段。

但这种近红外的激光器在我国早已开发研制出并广泛地应用于临床，而且已取得明显的治疗效果，特别在止痛方面，而且各大医院有疼痛科的科室均备有激光器，结合中国的实际，和传统的经络穴位的照射治疗，取得更加明显的效果。

808～810nm 的近红外弱激光治疗不但在医院里开展，而且还走出医院的殿堂进入千千万万的家庭中，解除患者的疼痛。

三、弱激光对组织的激活作用

Toshio Ohshiro 认为激光具有损害性，又具有活化性。只有一个因素能决定激光作用的效果，真正到达靶标生物的光量，即功率密度、能量密度（J/cm），如超过一定量，就会对组织产生损害，这个量就是阈值，如果低于这个量（即阈值），则不产生对组织的损害，而是把这能量直接作用到机体细胞中，将细胞和亚细胞器激活到不同活性的水平。

文献指出，激光有一个作用，人们称之为"α 效应"。α 效应是什么呢？就是激光最流行模式之一，被称为高斯模式，呈钟形曲线，光束的中心功率高，光束周边部分逐渐减弱，周边组织温度略有上升，不足以造成组织结构的变化，但是足以激活细胞，这是无损的光热激活区，在最外面的区域，组织温度完全不受影响。但组织仍能吸收光能，并被激活，以不同方式发生反应，所以这区域被称为非热光活化区域。最后这两区域显示组织结构无变化，由于组织内的反应低于损害性阈值，所以这种反应可以称为弱激光（低强度激光）。

第二节　近红外弱激光治疗仪的结构和特点

半导体激光器是由半导体材料制成的，它是所有激光器中效率最高的，体积最小的激光器。目前制成半导体激光器的材料很多，但比较成熟、应用最多的为镓铝砷激光器。其输出波长可为780～890nm 的近红外光，输出波长也可为904nm，穿透力更深。以最简单的半导体激光器为例，它是由一个 P-N 结构（图 1-1）组成的。由一块 P 型半导体和一块 N 型半导体相结合而成，它的两个端面（解离面）磨得很光，并且相互平行，这就构成谐振腔的两个反射镜。侧面为毛面，以防止发生反射作用。P 型半导体接正电极，N 型半导体接负电极，在许多情况下，N 型半导体与散热器连接，（散热器可作为负电极）。这个散热器很重要，它可以控制 P-N 结的温度，从而使激光的强度和波长都可以保持稳定。当在 P-N 结中通过大电流时，从 P-N 结的区域内就可以发射出激光来。

这种半导体激光的特点如下。

一、穿透组织深

半导体激光不管是 805nm、810nm，还是 830nm。它们的波长均比 He-Ne 激光的 632.8nm 波长要长（表 1-1），对人体组织有良好的穿透力。

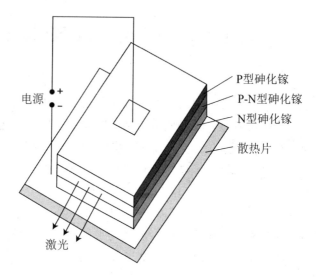

图 1-1　半导体结构示意

表 1-1　半导体激光和 He-Ne 激光比较

名称	波长 （nm）	穿透深度 （μm）	最大功率 （mW）	照射时间 （min）
半导体激光	790～830	1200	500	3～5
He-Ne 激光	632.8	550	50 以下	10～20

　　半导体激光另一穿透力深的原因是从它的吸收曲线可以看出（图 1-2），808～830nm 波长的激光穿透组织时被水吸收，黑色素吸收和血红蛋白的吸收量少，所以穿透组织最深，其最大穿透深度可达 5～7cm。而其他波长的可见光和远红外线部分则分别被血红蛋白、黑色素和水吸收的较多，所以穿透力比较浅。

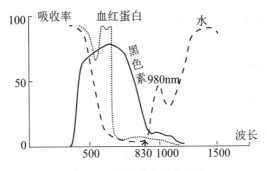

图 1-2　半导体激光吸收曲线

据文献报道，该波长的穿透力比 Nd：YAG 激光深约 1.3 倍，比 He-Ne 激光深约 2 倍，比 Ar+ 激光深约 5 倍（图 1-3）。

在输出功率 40～100mW，激光从手背照射穿透手掌用充电式照相机来确诊，但与波长无关。如 810nm、500nm、和 830nm、600nm，其穿透性无显著差别。关于对骨骼的穿透性，照相机可以证实用 40～100mW 输出功率可以穿透人体骨骼，100mW 可以穿透 30cm 厚的骨组织。

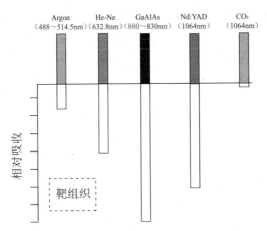

图 1-3　不同波长激光对组织的穿透深度

二、较高的 DNA/RNA 合成率

808～830nm 的半导体激光能提高组织细胞中的 DNA/RNA 的比值（图 1-4），故能产生最大生物学效应。

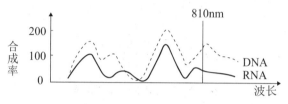

图 1-4 波长与 DNA/RNA 合成的速率关系

三、损伤阈值高，安全性强

当激光束照射人体组织时，造成组织细胞产生不可逆损伤的功率密度值称为该光束的"损伤阈值"。不同波长的激光有不同的损伤阈值（表 1-2）。790～830nm 的半导体激光损伤阈值高，临床无不良反应，安全可靠。980nm 处于人体组织吸收率高的曲线，易于干燥创面消炎、消肿。

表 1-2 几种激光的损伤阈值比较

名称	波长（nm）	损伤阈值（W/cm^2）
CO_2	10 600	0.3
He-Ne	632.8	1.0
半导体激光	790～830	＞ 20

四、输出功率高

激光作用于生物组织必须有足够的剂量才能产生生物效应，国内生产的半导体激光功率可达 500mW，已充分满足临床

治疗的需要。

五、作用面积大

由于半导体激光作用的发散角大，可以达到20mrad，当激光束照射到组织上，其有效治疗面积为光斑的10倍，约3~5cm的范围（图1-5），故对大的病变，如大面积烫伤、肩周炎等均可包括在治疗范围之内。

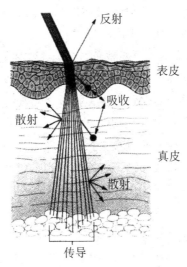

图1-5　半导体激光辐射范围

六、其他

体积小，重量轻，转换效率高，结构简单，价格便宜，工作速度快，而且激光管的寿命长，波长丰富等优点，是其他激光器无可比拟的。半导体激光管的寿命可达100 000h，而且使用220V的电源。

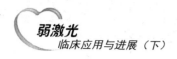

第三节　近红外弱激光治疗的机制

整个弱激光生物刺激的机制，目前尚不十分清楚，但其对细胞功能的影响是一个比较成熟的领域。人们发现激光在应用中有一种特殊作用，即激光作用于生物体，不会产生不可逆的反应，其生物效应直接产生于辐射而不是热效应，人们将这种特殊作用称为激光的生物刺激作用。细胞水平的研究已证明，激光的生物刺激包括以下两种形式。

1. 提供生物能量　弱激光与细胞线粒体的细胞色素作用，促进 ATP 的合成，这种作用已于 1996 年被 Yactal 所证实并取得公认。在 1994 年 YActal 证实弱激光对没有线粒体的血红细胞也有生物刺激作用，这说明弱激光不只作用于细胞色素，还作用于细胞的含有生色团的分子。

2. 生物信息传递　在弱激光照射后，它将细胞外信息通过细胞蛋白转变为电信息，细胞生物学公认细胞内 Ca^{2+} 是细胞内重要的信息分子，它将细胞外信息传递到细胞内，细胞内 Ca^{2+} 浓度变化可引起细胞功能的变化，产生有益的生理反应。弱激光照射后，在最初 2～3min 内，Ca^{2+} 浓度增加 2～3 倍，这证明细胞内的 Ca^{2+} 的变化对细胞功能的调控起重要作用。

最近有不少学者在这方面进行研究，并取得以下共识。

其一，弱激光生物刺激是一种光生物学现象，与激光相干性无关。这是由于激光出现以前就有光刺激作用；激光通过光线光学系统传输和生物组织对激光的散射，已使激光的相干性大大降低；在治疗消化系统溃疡的实验中已证明相干光和非相干光有相同的临床效果。

其二，弱激光治疗和单色性有明显关系。1987 年 Karu

提示用狭窄波段的光照射能起刺激作用，用宽的光波频谱却不起作用。组织对不同波长的光吸收不同，如血红蛋白吸收 488.515nm 的氩离子激光；水吸收 10 600nm 的 CO_2 激光；He-Ne 激光、GaAlAs 激光则具有较强的穿透性。光的衰减也很重要，在穿透组织途中，不断散射而衰减。较长波长的光散射较少而穿透性较深，如 He-Ne 激光穿透 0.5～1nm 时衰减 37%；而 805nm、870nm 或 830nm 的半导体激光的穿透率比 He-Ne 激光深 2 倍，比 Ar^+ 激光深 5 倍，800～830nm 波长，800mW 的半导体激光器对组织的穿透深度可达 7cm。

我国在 2000 多年前就知道用色光疗法，即不同颜色的光产生不同的生物效应，如暖色（红色、橙色、黄色）用于慢性虚寒诸证；冷色（青色、绿色、蓝色、紫色）用于阴虚阳亢诸证。

刘承宜等根据生物神经和阴阳对应的关系，证明暖色可以兴奋交感神经，冷色兴奋副交感神经。

其三，激光的生物效应和光照强度有明显关系。光总剂量合适将产生有利的累积作用，过量可能引起抑制作用。这种作用随着光剂量而变化，呈抛物线特征。人们知道，$0.01J/cm^2$ 的辐射可以影响细胞功能，如用 $4J/cm^2$ 的治疗剂量，在 6 倍于穿透深处（相当于 0.5～2cm），其光的强度仍可达到 $0.01J/cm^2$，这就可以达到浅表的神经，从而影响神经细胞的功能。一般用较低剂量（10～$1000J/cm^2$）和较短周期（10～100s）的辐射能导致较长持续时间的宏观效应。实验表明辐照导致细胞代谢的重新调整，光只起到触发器的作用。这就解释了为什么生物刺激效应所需的剂量相对较低，辐射时间较短。

其四，呼吸链是原初光接收器，氧化还原势的变化调节细胞的代谢。在可见光段对细胞辐照时，呼吸链吸收光线，在真核细胞的线粒体和原核细胞的细胞膜中产生原初光化学和光物理效应。这与光作用于呼吸链的瞬时结构有关，其分子重排作用发生在辐照时间相对应的时刻。一般认为在低强度时，对细胞代谢的氧化还原起调节作用，在高强度时则产生光动力损伤，这时激光能量向氧转化，黄素和细胞色素成为光敏剂。

从微观上来看，实际上是光子与某些大分子的作用过程。联系核酸和蛋白质的 C-C 键，氢键、磷酸酯 P-O 键和 C-N 键的共振波长为 $250 \sim 12\,490nm$，C-N 键的共振波长为 $534.2nm$，可见波段的激光可打断这些键，使生物分子活化，DNA 分子的 P-C 键，氢键及碱基堆集的共振波长分别在 $9\,530nm$、$1\,480nm$、$10\,780nm$ 左右变化。由此可见，激光的可见光和红外激光都能引起结合链的断裂，使生物分子受到刺激而产生自由基，引起生理变化不是不可能的，还需要进一步研究。

其五，生物刺激效应的幅度和辐照前细胞生理状态有关。辐照前氧化还原势低时，则辐照效应的幅度增强，如辐照前细胞的氧化还原势足够高，光效应就很弱甚至没有。

其六，弱激光治疗靶位主要在细胞器，膜质双层结构中的脂质或脂质与蛋白质连接处，改变了该处酶的活化点的相位，使之活化。这种活化所需要的能量很小，主要作用于三羧酸循环和氨基酸代谢中的各种酶，如细胞线粒体的天冬氨酸转氨酶、谷氨酸脱氨酶、戊二酸脱氢酶、琥珀酸脱氢酶、细胞色素氧化酶、单氨氧化酶和辅酶 I 等。用弱激光照射动物的肝、脑、心的匀浆，可以使这些酶的活性增加或减少 $30\% \sim 40\%$；通过激光作用于自主神经系统对全身各系统产生作用，使酶反应的强度增强或减弱。

第四节　近红外激光照射的生理作用

一、镇痛效应

在 20 世纪 70－80 年代有学者就提出弱激光可使组织感受器细胞膜上生物大分子受刺激，膜通透性改变，导致生物电变化，当变化达到一定阈值时，则产生神经冲动，此信息可改变神经中枢的功能状态，造成中枢神经抑制，再有疼痛信息传入时，这两种同时上传的信息在各级中枢内整合，改变了痛信息的质和量，因而产生镇痛效应。

铃木认为，有炎症、外伤时，形成一种刺激，它作为神经末梢受体，传递到脊髓后根，在这里交换神经元后再传递到中枢，受刺激后末梢神经受体中致痛物质生成增多，如缓解激肽，还有组胺、5-羟色胺、氢离子、钾离子，以及前列腺素等，治疗就是要去除这些致痛物质，可以使用致痛物质的拮抗药，以降低疼痛。

疼痛恶性循环。机体受到伤害性刺激及致痛物质兴奋伤害到受体后，冲动传入脊髓并上行进入丘脑再传送到大脑后感觉区，产生痛觉；同时兴奋交感神经，儿茶酚胺分泌增加，进一步引起血管收缩，大脑感觉受疼痛后，冲动沿脊髓下行，反射性兴奋运动神经，肌肉张力增加也加重了血管收缩。因此疼痛部位，血管收缩，血流不畅，局部缺血，细胞缺氧，无氧代谢生成致痛物质，又加重疼痛，如此形成疼痛的恶性循环（图 1-6）。

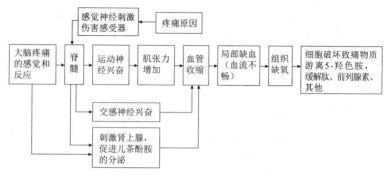

图 1-6　疼痛的恶性循环

　　近红外激光具有很强的镇痛效果，照射后疼痛可以立即减轻，是任何其他物理因子和药物治疗所不能及时产生"光封闭"的效果，对大多数急、慢性软组织损伤，关节部位的疼痛，进行局部照射，结合经络穴位照射均能取得满意效果；对于头痛、腰痛、肌肉痛等难治疾病，半导体激光都具有令人惊奇的疗效。1985 年日本小幡纯一用小功率输出半导体激光治疗一些慢性病患者，隔日一次，结果证明对肌收缩性头痛、三叉神经痛、肩关节周围炎、腰背痛、落枕和腱鞘炎的手关节和指头痛、足劳累引起的足底部痛和足背部痛、风湿性关节炎引起的多关节以及关节外运动器痛等均有效果。

　　日本田和宗报告用红外热像观察半导体激光治疗肩背痛等，治疗后血循环增加，而使局部由于血循环障碍引起的疼痛缓解。

　　对于半导体激光能产生镇痛效果的原因现有如下几种解释。

（一）即时镇痛作用

是指激光治疗后数分钟或数小时之内发生的镇痛作用。

1. 神经机制

（1）闸门控制学说：认为在脊髓后角处存在有疼痛的闸门

控制系统。图1-7中SG为后角中胶质细胞，它兴奋时抑制粗、细纤维的传入，相当于传入闸门关闭，它抑制时，则开放粗、细纤维的传入，相当于闸门开放；T细胞是接受内脏、躯体深部和皮肤粗细纤维传入的细胞，并由它发出上行触发系统传向中枢；L为粗纤维；S为细纤维。粗纤维主要司非痛性传入，细纤维主要司痛和伤害性的传入，二者除传入到T细胞外，还同时通过突触与SG联系，因此，L或S兴奋的同时，也影响SG、L、S的兴奋及其与SG的关系和最后的结果见表1-3。

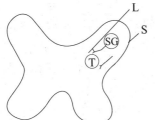

L-粗纤维
S-细纤维
SG-胶质细胞
T-向中枢投射的细胞

图1-7　疼痛的闸门控制系统

表1-3　L，S的兴奋及其与SG的关系

纤维种类	状态	SG作用	闸门	结果
粗（L）	（＋）	（＋）	关	痛传入受阻
细（S）	（＋）	（－）	开	痛传入通畅

注：＋表示兴奋；－表示抑制

从表1-3中可知，L兴奋将会减弱或停止痛的传递。L是一些直径大、易兴奋、传导快和主要传导震颤、触觉和关节肌肉活动感的纤维，在日常生活中的触摸、揉擦、颤动、轻拍等兴奋L的刺激，可以减轻痛的感觉，故只要刺激兴奋L，引起闸门的关闭而达到镇痛的目的。当半导体激光照射时，L受到刺激，通过调节作用"门卫"就会将门关闭，从而使疼痛刺激减弱或缓解，但这种学说还有不完善之处，主要在脊髓后角处找不到功能与 SG 类似的细胞。

（2）皮质干扰假说：如果激光的刺激冲动和痛冲动同时传入皮质感觉区，则在该区中发生干扰，从而减弱或掩盖了痛的感觉，这一学说不否认闸门学说，但更强调中枢的作用。

（3）掩盖效应：通过在另一神经通路上施加传入兴奋而使疼痛传导受阻或干扰的现象，称为疼痛的掩盖效应。

一般认为，掩盖效应发生在脊髓、网状结构、丘脑等处，闸门效应发生在有 SG 细胞的脊髓后角，皮质干扰效应主要发生在大脑皮质。

2. 体液机制　现已证明，物理刺激神经系统可以释放出一些镇痛的物质，从而产生镇痛效应，如内源性吗啡样物质（脑啡肽、内啡肽等），还有 5-HT，激光照射后 5-HT 浓度增加，可以产生镇痛效应。韩力胜通过用激光照射小鼠，证明小鼠的脑干、间脑、端脑中的 5-HT 含量明显增高。

脑啡肽：这种物质镇痛作用持续时间不长，一般只有 3～4min，这是因为这种肽很快被体内的氨肽酶和羧肽酶破坏。

内啡肽：其镇痛作用比吗啡强 3～4 倍，持续时间也长得多，一般可达 3～4h。

（二）多次治疗后的镇痛效果

这种效果是由各种因素造成的，如通过轴突反射兴奋扩张血管和神经及 ATP 等肌肉活动代谢产物引起局部血液循环加强，这样，就会减轻局部酸中毒，加速致痛物质和代谢产物的排泄，改善局部代谢等作用。

P 物质在脊髓内与脑啡肽和阿片受体有密切关系。脑啡肽或吗啡与受体结合，能明显抑制疼痛兴奋传递介质 P 物质的释放，激光照射后，可能促进脊髓脑啡肽的释放，通过突触前和突触后，作用方式抑制 P 物质引起疼痛物质的释放，从而起到镇痛作用。

在临床治疗上，是对疼痛进行评分来评定治疗效果，假如在未照射前疼痛为 1 分，那么治疗效果为：显效（0～3 分）；有效（4～7 分）；无效（8～10 分）。

半导体激光治疗疼痛有效率可达 80% 以上，中国科技大学刘新等和安徽医科大学陈家骅对半导体激光治疗各种疾病的治疗效果评定见表 1-4。

表 1-4　半导体激光治疗各种疾病的疗效评定

疼痛部位	病例数	无效	有效	著效	有效率(%)
腰腿痛	22	2	16	4	90.9
头痛	5	1	2	2	80.0
颈部痛	10	3	5	2	70.0
胸背部痛	4	0	4	0	100.0
肩周炎	20	4	14	2	80.0
膝部痛	9	4	5	0	55.5
指腕部痛	19	2	16	1	98.5
面部痛	9	1	7	1	88.9
肘、臂部痛	6	1	4	1	83.3
合计病例数	104	18	73	13	82.0
所占比例（%）		17.3	70.2	12.5	

从表 1-4 可见用近红外半导体激光治疗有很好的效果。

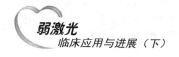

二、改善血液循环

在近红外激光的作用下，可使血液循环明显改善，这是由于以下 3 种因素造成的。

1. 直接刺激　可引起小动脉扩张。

2. 轴突反射　激光照射皮肤后，使皮肤的感受器受到刺激，然后沿着传入神经传入，经过毛细血管，传导到小动脉，使小动脉扩张而引起充血。

3. 血管扩张物质释放　激光照射到皮肤上，释放出组胺，这种物质作用于毛细血管，使毛细血管内皮细胞间隙扩大，管内容物外渗。

以上 3 种因素合称为三联反应，这些反应中引起较长时间充血的是组胺的释放。

除了皮肤血管扩张之外，更深层的肌肉组织血液循环也得到改善。目前已知皮肤血管扩张和肌肉组织血液循环改善与肌肉中的 ADP、ATP 等物质有关，这些物质具有强烈的扩张血管作用。另外，深层组织供血增多也与刺激自主神经系统有关系。

三、消炎、抗感染作用

近红外激光之所以有消炎、抗感染的作用，主要有以下 5 种。

1. 扩张血管，改善血液循环和局部组织的营养状态，另外，也增加血管壁的通透性，有利于炎性渗出物的吸收。

2. 激光照射可使巨噬细胞功能加强，可提高巨噬细胞系统的廓清率。至于弱激光的抑菌作用，可能与不同生物吸收不同光谱及辐射照剂量有关，GaAlAs 因能量密度大而抑制细菌生长。

3. 激励交感 - 肾上腺系统，增强机体的抗炎能力，减少5-HT、LPO 等血管内皮损伤的物质。

4．改善微循环，能更好地为细胞提供氧和营养物质，为细胞发挥正常功能创造条件，从而增加抗炎能力。

5．增加 DNA 的复制，使表皮细胞、成纤维细胞、纤维连结蛋白增殖，从而修复组织缺损，治愈炎症。

四、免疫功能双向调节

激光辐射通过神经系统促使下丘脑分泌调节性多肽（HRP）；当 HRP 与膜上受体结合后，激活了腺苷酸环化酶，从而使免疫细胞分泌功能增强。

3 种剂量激光辐照对巨噬细胞，EA 和 Ye 花环形成率均较对照组有显著性升高，巨噬细胞中 CAMP 含量随照射剂量增加而有不同程度的增高。

大家知道，机体的免疫反应是由细胞免疫和体液免疫组成，分别有 T 和 B 淋巴细胞所介导。在免疫反应过程中，除 T 和 B 淋巴细胞外，尚有其他免疫细胞参加，如巨噬细胞、杀伤（K）细胞和自然杀伤（NK）细胞等。各种免疫细胞在免疫过程中的作用都是由细胞内的信使分子介导的。Cheng Baihua 等（1994 年）报道用 810nm 的半导体显示激光在不同功率和照射时间照射离体的巨噬细胞或 NK 细胞，显示对巨噬细胞与 NK 细胞的活性有明显影响，证明半导体激光具有抗炎作用，并且与照射功率和时间有关。

高美华通过实验证明弱激光照射可以增强机体的免疫功能，如照射胸腺区，可以增强细胞免疫功能；照射脾区可以促进 B 细胞分化，从而增强机体的体液免疫功能；照射腹部可使腹腔区巨噬细胞吞噬活性增加，证明激光可以起双向免疫调节作用。

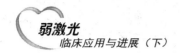

五、促进溃疡和伤口的愈合

激光主要对细胞刺激起到增殖作用。因为在受伤区域，产生阻止细胞生长的条件（低氧浓度和 pH 值偏酸，缺乏必要的营养等），以致细胞进入 G_0 相或停留在 G_1 相。对这种细胞，光作为启动信号，起到加快细胞增殖速度的作用，当辐照新的伤口时，辐照效应最小，甚至根本没有作用。当细胞正在进行增殖和组织修复再生时，激光的作用效率最高，这就是为什么对实验性伤口通常观察不到激光的治疗效果，而对于"老的"或"坏的"伤口都有比较明显效果的原因。

Galletti 观察红外半导体激光，He-Ne 激光和 CO_2 激光对慢性皮肤溃疡的影响，发现无论哪种激光，溃疡均能逐渐地愈合，新生上皮覆盖，无瘢痕形成。

通过实验也证明在弱激光照射后，可见光和红外光辐射均可刺激毛细血管生长，颗粒状组织形成和改变细胞素产物。另一研究揭示，激光照射可以改变角化细胞游动性和成纤维细胞运动，激光照射啮齿类兔子的实验也显示对早期创伤的治愈情况有所改善，1987 年 Kana 用不同弱激光照射鼠背中绒皮肤缺损区，可以看到伤口胶原纤维明显增加，加速伤口愈合。

日本田口也治疗了很多病例，如脉管炎造成的溃疡、糖尿病患者烫伤后引起的顽固性溃疡等。另外，他也在豚鼠背部做成 1cm 大小的溃疡，用半导体激光照射后 5d 左右，溃疡修复、变平。对患者用激光治疗后，平均 12～13d 可以治愈，和对照组比较，治愈时间比对照组快 1～2d（大部分为 2d）。

德国学者用输出功率为 $2J/cm^2$ 的半导体二极管，治疗已有 2 年以上的 $12cm^2$ 顽固性面部溃疡，经 2 个月治疗已完全恢复。

六、对神经系统的影响

神经受到挫伤或发生断裂后，可以发生再生现象，但再生速度极其缓慢，特别是哺乳动物的中枢神经系统损伤后，其轴突延长是受限的、无序的。如何促使其再生，引导轴突向靶器官的延伸以及再生后的功能恢复是人们关注的焦点。除了神经营养因子和一些化学药物外，物理因子也可以促进神经再生。

近红外半导体激光，有广泛的生物学刺激作用，对组织的穿透力深，文献已证明弱激光辐射改变了神经断端组织中胶原蛋白的分子结构，使之重新构筑新的分子并发生交联，激光的热作用和生物效应作用于神经元促进了损伤神经的新陈代谢，进而促进损伤后神经的再生。

如 Wu 等用波长 810nm、功率 150mW、光斑面积 $0.3cm^2$ 激光，对脊髓半切伤和挫伤经皮连续照射 14d 后，治疗组再生轴突的长度与数量显著比对照组长，治疗组的功能恢复评分比对照组明显高。

Bymes 等用波长 810nm、功率 150mW 半导体激光经皮照射损伤点，结果表明激光照射可显著增加脊髓轴突的数量和再生神经的长度，并且能显著抑制免疫细胞的激活和细胞因子与趋化因子的表达，进一步证实激光可以改善脊髓损伤后的运动功能恢复，是脊髓损伤后一项有效的治疗方法。

Rochkind 等初步观察了脊髓完全横断以后，在脊椎断段移植胚胎干细胞的基础上应用波长 780nm、功率 250mW、照射时间 30min 的弱激光照射，每日 1 次，共 14d。结果证明，胚胎干细胞移植与弱激光照射综合治疗，大鼠腿部活动能力、步态和脊髓的诱发电位都有显著提高，表明胚胎细胞移植术后给予弱激光照射可以提高轴突的再生与脊髓的修复功能。

其他很多学者在这方面研究也取得丰硕的成果，这里不一一叙述。

近红外激光的穴位照射对脑血管病、血管性痴呆、颅脑损伤和帕金森病均有一定疗效，这主要是由于激光照射后脑内血循环明显改善，脑细胞功能也明显增强。

特别是外周神经损伤后，弱激光照射可以促进神经的再生，其再生过程主要是损伤区的神经细胞变性崩解，同时神经膜细胞增生，形成一个实心的细胞索，最后直接增加形成髓鞘。由于这一再生过程很慢，每日 $1\sim3mm$，因此神经修复时间很长。

七、对心血管系统的影响

现已证明，弱激光照射可以激活心肌细胞和神经细胞，改变它们的波动频率。

弱激光照射可以使血液中粒细胞、DNA、RNA 显著增高，脂质过氧化明显降低，血液黏稠度降低，心房肽明显升高，心脏舒缩功能明显改善，明显改善血循环。

有学者用半导体弱激光照射脑性瘫痪患者，激光波长为810nm，输出功率为100mW，连续治疗后，利用多普勒对照射后颈总动脉血流量进行测定，在 12 例患者中有 8 例颈总动脉血流量平均增加 0.25L / m。

曾真等（1997 年）报道用 810nm、30mW 弱激光对 156 例高血压患者照射内关穴或耳心穴或足三里穴，在即刻疗效观察中发现，无论在降低收缩压、增加心输出量、提高心脏指数、加强心脏的收缩，还是降低血黏度、减低血管阻力、提高排血比值等方面，经统计分析，内关穴均明显优于耳心穴，而足三里穴则较差，这也提示穴位的相对特异性。

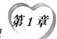

有学者用 830nm、30mW 半导体激光照射患者内关穴仅 90s，即发现 11 例患者的心功能在即刻疗效中都得到明显改善，其变化如下：

左心室排血比值（EF）平均增高 6.06%（$P < 0.05$）；

左心收缩率（FS）平均增高 5.75%（$P < 0.05$）；

左心舒张末期内径（Dd）平均增大 2.47mm（$P < 0.05$）；

二尖瓣下降斜率（EFV）；在个别患者中自 103mm/s 增强至 130mm/s 等。

而照射足三里穴则无明显差异，提示穴位的相对特异性。

八、加速骨折愈合

Chekuror，Vragalin，Lomnitsky 和 Trelles 均证明弱激光局部照射可以促进骨折形成骨痂，促进骨细胞再生分化；汤雪明也证明激光照射可以促进血肿吸收加快，巨噬细胞早期出现，成纤维细胞增生，软骨细胞活跃，毛细血管增多，钙盐沉积提前，这些变化对骨折的修复起到有利的作用。

除以上功能外，弱激光还对肺、脾、胃和内分泌的调节均有一定功效。

以上这些作用是弱激光临床治疗的基础、通过对神经系统、心血管系统、血液系统、骨骼系统及内分泌系统、消化系统、泌尿系统等系统疾病均适用近红外线弱激光进行辅助治疗手段，以加速疾病的恢复，缩短病程，提高治疗率。

第五节　近红外弱激光治疗的方法

近红外线激光是一个很好的治疗，但如果操作不当，治疗部位没有找准，同样也得不到好的治疗效果，所以在这里简要介绍几种照射治疗方法。

一、局部照射

局部照射就是哪里有病，就对该部位进行治疗，简单地说，哪里痛，激光就照射该部位，就可以起治疗效果，所以治疗时要准确查找压痛点。强烈疼痛的点，往往是病变所在部位或内脏疾病在体表的反映，此时其他部位所感到的疼痛多是由该疼痛点辐射引起的。特别是以内脏器官疾病引起的疼痛，像胃、心脏的疾病会在背部和肩部引起疼痛，这是一种被称为疼痛关联的现象。在这种情况下治愈压痛点的疼痛就可以同时抑制其他关联部位的疼痛，实践证明这种照射方法非常有效。

1. 压痛点的定位　人体不同部位的肌肉和脂肪厚度不同。像手指及关节的肌肉和脂肪都是比较少的部位，可以比较容易地找到压痛点，但在股关节、肩关节、髋关节这些肌肉发达和脂肪组织较厚的部位，由于病变点较深，寻找压痛点就比较困难，因此在治疗过程中，要用手指触及压痛部位的方法来寻找，首先问患者疼痛的大致部位，然后在该部位逐点按压，同时观察患者的反应。当手指触及压痛点时反应最为强烈，由此可以断定压痛点的位置并将激光治疗头压在该点进行治疗。有时压痛点很多，就需要耐心寻找所有的压痛点。也可以用诱发疼痛的方法来寻找，如急性腰痛和肩周炎发作时，可以让患者活动腰部或是做幅度较大的关节运动以引起或感知疼痛。在寻找压痛点时，也需患者密切配合，解除心理压力，密切进行交流，这样才能更准确地找到压痛点。

2. 掌握治疗时间　找到压痛点进行治疗时，正确掌握治疗时间也非常重要。因激光照射对末梢神经有刺激作用，长时间的刺激会导致神经疲劳，若继续照射则会对组织、细胞的活化作用反而降低，不能达到预期的治疗效果。对于不同功率的激光器，都应有一个最佳的治疗时间（图1-8），这要从实际治疗过程中摸索。

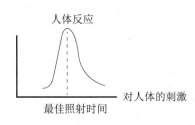

图 1-8　最佳照射时间

3. 适度的照射治疗　激光照射头按压力的大小对激光的穿透深度有一定的影响，如人体脂肪的厚度、血管内的血红蛋白均对激光的吸收也有很大影响，所以按压力增加时，可使激光的穿透深度更深，但是不是压力越大越好，压力过大会引起疼痛不适，故压力达到适度即可。

二、穴位照射

激光穴位照射是先进的激光技术与传统的经穴理论相结合的一种新疗法，是针灸疗法的一个分支。它简便易行，具有无痛苦、无感染、无不良反应的优点。由于要普及到家庭使用，近红外激弱激光照射，在取穴方面采用疗效高、穴位少的方法，并且能取得很好的治疗效果，现将常用穴位简介如下。

（一）上肢常用穴

1. 鱼际穴　主治支气管炎、支气管哮喘、拇指痛、扁桃体炎等。

位置：第一掌骨中点桡侧，赤白肉际处。

2. 合谷穴　主治头面部疾病，如牙痛、咽喉炎、头痛、面神麻痹和鼻炎等。

位置：在手背、第1、2掌骨间，当第2掌骨桡侧中点处。

3. 中渚穴　主治头痛、心律失常、耳鸣耳聋。

位置：第4、5掌骨间凹陷处。

4. 内关穴　主治心脏疾病、胃病、失眠、正中神经麻痹。

位置：腕横纹上2寸。

5. 臂中穴　主治上肢痛、中指麻木。

位置：掌横纹中点和肘横纹中点连线的中间处。

6. 外关穴　主治腕关节痛、耳聋、耳鸣、上肢神经痛、牙痛。

位置：在前臂背侧，腕背横纹上2寸，尺骨和桡骨之间。

7. 支沟穴　主治落枕、便秘、胃疾病、腕关节痛、心肌炎、臂神经炎。

位置：在前臂背侧，腕背横纹上3寸，尺骨和桡骨之间。

8. 曲池穴　主治高血压、肘关节风湿症、上肢瘫痪、咽喉痛、桡神经痛、脑疾病。

位置：在肘横纹外侧端。

9. 臂臑穴　主治肩痛、上肢瘫痪。

位置：在臂外侧，三角肌上点处。

10. 肩髃穴　主治肩痛、上肢瘫痪。

位置：在三角肌、臂外展或向前平伸时，肩峰前下方凹陷处。

11. 肩髎穴　主治肩痛、上肢瘫痪。

位置：在肩部肩髃后方，于肩峰后下方呈凹陷。

12. 神门穴　主治失眠、心脏疾病、神经衰弱、鼻炎等。

位置：腕第二横纹之尺侧。

（二）下肢常用穴位

1. 环跳穴　主治坐骨神经痛、下肢瘫痪、髋关节痛。

位置：侧卧屈股，股骨大转子最凸点与骶骨裂孔连线的外 1/3 与中 1/3 交点处。

2. 风市穴　主治脑卒中、半身不遂、股外侧皮神经炎。

位置：直立，手下垂于体侧，中指所到处。

3. 殷门穴　主治腰背痛、坐骨神经痛、偏瘫。

位置：在大腿后侧，承扶与委中的连线上。

4. 委中穴　主治腰背痛、膝痛、腹痛。

位置：股二头肌腱与半腱肌的中间。

5. 承山穴　主治腓肠肌痉挛、痔疮、足跟痛。

位置：在小腿后面正中处。

6. 血海穴　主治膝关节痛、妇科病、荨麻疹。

位置：大腿内侧，髌底内侧端上 2 寸。

7. 阳陵泉穴　主治膝关节痛、下肢痛、胁痛。

位置：在小腿外侧，当腓骨头前下方凹陷处。

8. 阴陵泉穴　主治膝关节痛、泌尿系统疾病、妇科疾病。

位置：在小腿内侧，当胫骨内侧髁后下方凹陷处。

9. 足三里穴　主治消化道疾病、下肢瘫痪、高血压、荨麻疹。

位置：在小腿前外侧，犊鼻下 3 寸。

10. 丰隆穴　主治祛痰、止咳、降血脂，胃痛，便秘、下肢痛。

位置：小腿前外侧，外踝尖上 8 寸。

11. 昆仑穴　主治足跟痛、踝关节痛、头痛。

位置：足部外踝后方，外踝尖与跟腱之间的凹陷处。

12. 三阴交穴　主治腹痛、腹胀、月经不调、遗尿、遗精。

位置：在小腿内侧，足内踝尖上3寸，胫骨内侧缘后方。

13. 太冲穴　主治头痛、眩晕、肋间神经痛、下肢瘫痪、高血压、青光眼。

位置：在足背侧，在第一跖骨间隙的后方凹陷处。

14. 涌泉穴　主治昏迷、癔症、失眠、高血压、便秘。

位置：足底穴位，足底前部凹陷处，第2、3趾缝纹头端与足跟连线的前 1/3 处。

（三）头部常用穴

1. 百会穴　主治头痛、痔疮、高血压、低血压、失眠、脑供血不足。

位置：头顶正中线与两耳尖连线的交点处。

2. 阳白穴　主治面神经麻痹、眼睑下垂、眼部疾病、三叉神经第一分支疼痛。

位置：目正视，瞳孔直上，眉上 1 寸。

3. 太阳穴　主治头痛、面瘫、面肌痉挛。

位置：在颞部，在眉梢和外眦之间，向后约一横指的凹陷中。

4. 四白穴　主治三叉神经痛、面瘫等、鼻窦炎、眼部疾病。

位置：在面部，瞳孔直下，在眶下孔凹陷处。

5. 迎香穴　主治慢性鼻炎、过敏性鼻炎、失嗅症。

位置：在鼻翼外缘中点旁。

6. 地仓穴　主治面神经麻痹、三叉神经第二三支。

位置：在面部，口角外侧，上直瞳孔。

7. 颊车穴　主治牙痛、三叉神经痛、面神经麻痹、面肌痉挛。

位置：下颌角前上方，咬肌附着部。

8. 下关穴　主治牙痛、三叉神经痛、面神经麻痹、耳鸣、耳聋。

位置：在面部耳前方，在颧弓与下颌切迹所形成的凹陷中。

9. 耳门穴　主治耳疾病、牙痛。

位置：在耳前，耳珠之前上方凹陷处。

10. 听宫穴　主治耳疾病。

位置：耳前，耳珠之前方凹陷处，张口时呈凹陷。

11. 听会穴　主治耳疾病、面神经麻痹、牙痛。

位置：耳前，珠间劣迹的前方，下颌骨髁状突后缘。

12. 医风穴　主治面神经麻痹、三叉神经痛、耳聋、耳鸣。

位置：在耳垂后方，当乳突与下颌角之间的凹陷处。

13. 安眠穴　主治失眠、头痛、耳聋、耳鸣。

位置：医明与风池连线的中间处（医明：在颈部，医风后1寸）。

14. 风池穴　主治眼、耳鼻喉疾病、脑血管疾病、神经衰弱、头痛。

位置：项部，在枕骨之下，与风府相平，胸锁乳头肌与斜方肌上端之间的凹陷处。

15. 廉泉穴　主治咽喉炎、呼吸系统疾病。

位置：喉结节上方、舌骨下缘、正中线上。

（四）胸腹部常用穴位

1. 天突穴　主治呼吸系统疾病、咽喉和口舌疾病。

位置：在颈部，前正中线上，胸骨上窝中央。

2. 膻中穴　主治呼吸系统疾病、心律失常、乳腺炎、肋间神经痛。

位置：在胸部，前正中线上，平第四肋间，两乳头连线中点。

3. 中脘穴　主治消化系统疾病。

位置：在上腹部前正中线上，脐中上 4 寸。

4. 天枢穴　主治腹泻、便秘、腹痛和月经不调。

　　位置：在腹中部，距脐中 2 寸。

5. 大横穴　主治和天枢相同。

　　位置：在腹中部，距脐中 4 寸。

6. 气海穴　主治泌尿生殖系统疾病、腹痛、腹泻、便秘。

　　位置：在下腹部前正中线上，脐中下 1.5 寸。

7. 关元穴　主治泌尿生殖系统疾病、糖尿病。

　　位置：在下腹部前正中线上，脐中下 3 寸。

8. 中极穴　主治泌尿生殖系统疾病，包括妇科疾病。

　　位置：在下腹部前正中线上，脐中下 4 寸。

9. 神阙　主治消化系统疾病、糖尿病。

　　位置：前正中脐中央。

（五）腰背部常用穴

1. 大椎穴　主治风寒、感冒、肩背痛、支气管哮喘。

　　位置：在后正中线，C_7 棘突下凹陷中。

2. 肺俞穴　主治呼吸系统疾病、胸背痛。

　　位置：在背部 T_3 棘突下旁开 1.5 寸。

3. 心俞穴　主治心血管系统疾病、失眠、胸痛。

　　位置：在背部 T_5 棘突下旁开 1.5 寸。

4. 肝俞穴　主治肝脏疾病、消化道疾病、肋间神经痛。

　　位置：在背部 T_9 棘突下，旁开 1.5 寸。

5. 胆俞穴　主治肝胆疾病、高血压、胸膜炎。

　　位置：在背部 T_{10} 棘突下，旁开 1.5 寸。

6. 胃俞穴　主治胃疾病、慢性腹泻。

　　位置：在背部 T_{12} 棘突下，旁开 1.5 寸。

7. 肾俞穴　主治泌尿生殖系统疾病和妇科疾病。

　　位置：在腰部 T_2 棘突下，旁开 1.5 寸。

8. 会阴穴　主治前列腺炎、尿道炎、子宫脱垂、阴道炎。

　　位置：在会阴部，男性阴囊根部与肛门连线的中点，女性为大阴唇后联合与肛门连线的中点。

以上 58 个常见穴位用于激光穴位照射治疗，因取穴仅是其中部分，更多的穴位，请参考有关的针灸书籍。

其中"阿是穴"也是医师最常采用的治疗手段，也就是哪里痛就用激光照射该部位，就会达到治疗效果。

激光穴位照射加上局部病变区照射，会取得更好的效果。穴位照射时，剂量应根据病变部位大小来定，如头面部剂量宜小，50～200mW 左右，而四肢穴位的剂量可相对增大到 300～400mW，穴位照射时间一般为每穴 3～5min 即可。

三、神经反射区疗法

激光通过神经调节达到治病的效果，其基本结构是中枢神经系统，通过传入神经纤维，传入信息与机体内、外感受器相连接，又通过传出神经纤维发出信息，与骨骼肌、内脏各系统的效应器相联系，在中枢神经系统的参与下，机体对内、外环境刺激引起的适应性反应。

神经调节过程称为反射，反射过程有 5 个环节：①感受器接受刺激，产生神经冲动信息；②感觉或传入神经将感受器的神经冲动信息传给中枢神经系统；③神经中枢（脑或脊髓）为中枢神经系统内参与某一反射活动的神经元群或突触联系；④运动或传出神经把整合加工后的神经冲动，由神经中枢传到效应器；⑤效应器（如肌肉、腺体）为执行指令或发生应答反应的器官，这 5 个环节总称为反射弧。反射弧的任何环节被破坏，都将使这一反射不能出现或发生紊乱，这时调节作用就不能实现。

感受器是一种神经结构，分布在皮肤，黏膜的温觉、触觉、痛觉等感受器，称为外感受器；分布在肌肉、血管、内脏的机械、化学、温度等感受器，称为内感受器。感受器能将激光的能量转化为兴奋过程的神经信息。当激光作用于机体时，内外感受器接受刺激，引起兴奋，冲动信息由末梢神经传入中枢神经，经中枢神经综合、调整加工后再发出控制信息至效应器，发生反应。

激光治疗属于物理治疗的一种，主要通过非条件反射机制，如温热刺激或光的刺激，使血管扩张、腺体分泌、造血功能、免疫机制、呼吸和消化等功能改变，这属于非条件反射。经过多次治疗才能形成条件反射，如颈交感神经节多次光照后，一照射血压便开始下降，常用的神经反射疗法可请参阅上册中的相关内容。

第六节　近外红弱激光治疗的适应证和禁忌证

一、适应证

1. 骨科疼痛性疾病　各种慢性肌肉痛和关节痛、神经痛、肌腱炎、腱鞘炎、腰痛、颈肩臂综合征、肩关节周围炎、变形性关节炎、风湿性关节炎、类风湿关节炎、跟腱周围炎、颈椎病、退行性骨关节病、腰椎间盘突出症、肱骨外上髁炎、膝韧带炎、踝骨骨骺炎、足底肌膜炎、各种外伤后遗症、软组织损伤、静脉炎、皮下血肿、急慢性肌纤维织炎、肋软膜炎、腮腺炎、横突综合征。

2. 疼痛　非典型面部痛、三叉神经痛、带状疱疹后神经痛、雷诺综合征、术后疼痛、中晚期癌性疼痛、落枕。

3. *神经科* 脑卒中后遗症、失眠、血管性头痛、面神经麻痹、面肌痉挛、肋间神经痛、坐骨神经痛、臂丛神经炎、末梢神经炎、自主神经紊乱综合征、不定陈诉综合征。

4. *皮肤科* 带状疱疹、斑秃、过敏性皮炎、湿疹性皮炎、慢性皮炎、皮肤溃疡、褥疮、血管瘤、白癜风、瘢痕、痤疮感染。

5. *眼、耳鼻咽喉、口腔* 过敏性鼻炎、神经性耳鸣、单纯性鼻炎、副鼻窦炎、慢性咽喉炎、突发性聋、扁桃体炎。下颌关节紊乱症、牙龈炎、复发性口腔溃疡、中耳炎、外耳道炎、眼肌痉挛。

6. *内科* 支气管炎、支气管哮喘、糖尿病并发症、高血脂症、高血压等。

7. *妇产科* 盆腔炎、痛经、原发性不孕、卵巢炎、更年期综合征。

二、禁忌证

对眼、睾丸、孕妇腹部应视为禁忌部位。

对下列情况医师认为不适宜者，不宜照射近红外弱激光，如恶性肿瘤患者、心脏病装有起搏器者、对光线过敏者、有出血性疾病且在急性出血期者、新生儿及婴儿。

三、注意事项

1. 治疗时注意调整功率、时间、距离以免造成烫伤。

2. 局部有黑色素痣、褐斑时应该注意剂量、时间以免烫伤。

第2章 弱激光治疗分类与进展

激光医学应用开始于眼科，以后很快被应用于内、外、妇、儿、五官、肿瘤、皮肤等各科的治疗。随着各种激光器的改进和创新，进一步提高了激光医疗的疗效，拓宽了应用领域，使激光医学的水平又向前迈进了一大步。在医学上用于手术治疗的激光，称之为强激光，因不属于本书的介绍内容，所以在此不再赘述。另一类激光非手术治疗，这就是弱激光治疗。

弱激光治疗横跨临床各科，是应用激光的生物刺激效应进行非侵入式照射以治疗各科疾病的新型边缘学科。什么是弱激光治疗呢？概括地说，激光照射人体后，不会引起生物组织产生不可逆的损伤，但是可以促进机体产生一系列生理、生化改变，这种变化，促进疾病向好的方向发展，使疾病得以治疗和康复。

弱激光治疗常用于局部照射和反射区照射，以达到治疗目的，我们称为激光物理疗法，但是这门学科一出现，即渐渐和我国中医学中经络学说和针灸学说结合起来，这就是激光针灸疗法，特别是用激光直接或间接照射血液，使血液产生一系列的改变，来达到预防、康复和治疗疾病的方法，我们称为激光血液辐射疗法。所以我们将弱激光治疗分为激光物理疗法、激光针灸疗法和激光血液辐照疗法三种。现对这三种疗法分别叙述如下。

第一节　激光物理疗法

激光物理疗法简称激光理疗，属诸多物理治疗中光学治疗的范畴，是应用不同波长的激光，选择不同的输出功率和照射方法作用于人体，有针对性地治疗不同疾病，并通过神经、体液、内分泌和免疫等生理调节机制，达到保健、预防、治疗和康复的目的。

一、激光理疗的照射方法

包括局部体表照射和反射区照射。

1. 病灶局部体表照射　是直接对病变部位进行弱激光照射的方法，激光的输出功率＜100mW，照射的功率密度为50mW/cm²。此法分原光束扫描照射法、散焦病灶局部照射法及体腔内照射法。

（1）原光束扫描照射法：此方法适用于大病灶，激光输出功率小者，对2cm²以内的圆形病灶，照射一点即可；若病灶较大，则每隔2～3cm做一扫描点，横向或纵向扫描均可以，每点照射3～5min，每日1次，扫描点遍布整片病灶，多次进行扫描。

（2）散焦病灶局部照射法：由于激光覆盖面（病灶）较大，需要激光功率较大（＞25mW），并需附有散焦装置，每次照射10～15min，每日1次。

（3）激光体腔内照射法：将激光通过内镜进入到体腔内进行照射，一般激光光纤的头部可以是平面的，所以受到一定限

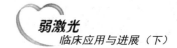

制，目前激光光纤头部有柱状、球状、扇形等，这样可以根据部位不同，选用不同的光纤进行照射，如食管选用柱状光纤，膀胱则选用球状光纤，胃部则选用扇形光纤等。这种光导纤维的透光率可达 85%。

这种治疗方法还可以用激光光导纤维配合针头插入病灶内进行治疗。

2. 反射区激光照射疗法　神经调节，反射过程有 5 个环节（图 2-1）：①感受器，接受刺激产生冲动信息；②感觉或传入神经，将感受器的神经冲动信息传给中枢神经系统；③神经中枢（脑或骨髓），为中枢神经系统内参与某一反射活动的神经元群或突触联系；④运动或传出神经，把整合加工后的神经冲动，由神经中枢传到效应器；⑤效应器（如肌肉、腺体），是执行指令或发生应答反应的器官。这 5 个环节总称为反射弧，反射弧的任何环节被破坏，都将使这一反射不能出现或发生紊乱，这时神经调节作用就不能实现。1903 年 Горачев 和 1909 年 Руштейн 提出光疗的反射性作用机制，即利用激光照射某一内脏的特定皮肤反射区（即感受器），例如心脏的皮肤内脏反应区（图 2-2）、呼吸器官的皮肤内脏反射区（图 2-3）和胃的皮

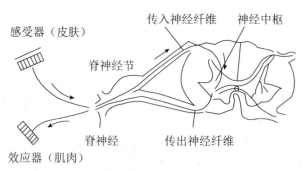

图 2-1　反射弧

肤内脏反射区（图2-4）- 传入神经 - 脊髓侧角的支配该内脏的
自主神经细胞 - 传出神经 - 相应内脏（效应器）。

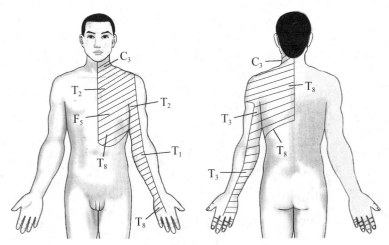

图2-2 心脏的皮肤内脏反射区
C 为颈椎；T 为胸椎

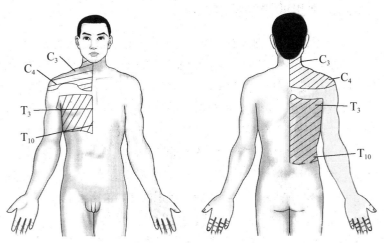

图2-3 呼吸器官的皮肤内脏反射区

另外，还有肠道反射区、肝胆反射区、肾 - 输尿管反射区、生殖器官反射区，在这里就不一一叙述了。

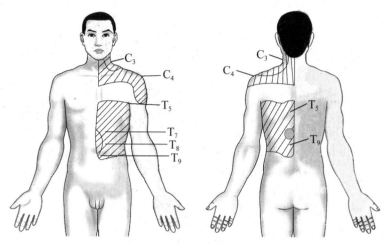

图 2-4　胃的皮肤内脏反射区

二、常用的神经反射部位

激光治疗属于物理治疗的一种，主要通过非条件反射机制，如温热刺激或光的刺激，使血管扩张，腺体分泌，影响造血功能、免疫机制、呼吸和消化等功能，这属于非条件反射。经过多次治疗后可形成条件反射，如颈交感神经经多次弱激光照射后，血压便开始下降，现将常用的神经反射疗法介绍如下。

1. 颈交感神经节　颈交感神经节包括：上、中、下三个神经节，颈下节与第一胸交感神经节，合称为星状神经节或颈胸神经节，主要支配头部和上胸部的组织器官，包括眼、耳、涎腺、汗腺、心脏、气管、肺、上肢、血管、颈上神经节最大，呈梭形或扁平形与 C_2、C_3 或 C_4 颈椎横突水平等高，颈神经节很小，

约与 C_6 椎体同高，星状神经节呈星状，位于 C_7 椎横突及第 1
肋骨头高度（图 2-5）。

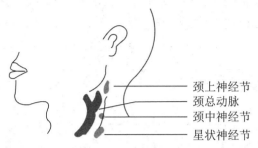

颈上神经节
颈总动脉
颈中神经节
星状神经节

图 2-5　颈交感神经节示意

2. **颈动脉窦**　为颈内动脉起始处的膨大部分。生理情况下，
动脉内血压增高或降低时的牵张刺激可影响窦内的压力感受器，
经窦神经传递至延髓血管运动中枢，反射性地调节心率及周围
血管的舒张，使血压稳定在一定范围内，体表定位于胸锁乳头
肌前缘平喉结处（图 2-6）。

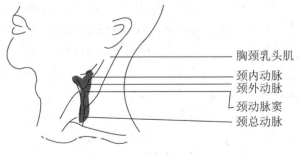

胸颈乳头肌
颈内动脉
颈外动脉
颈动脉窦
颈总动脉

图 2-6　颈动脉窦示意

3. **面神经**　是第Ⅶ对脑神经，离开脑桥脚后，从茎乳孔出
颅骨（图 2-7），穿过腮腺，呈扇形分为 5 支（颞支、颧支、颊支、
下颌支和颈支），分别支配面部各表情肌，其体表定位如下。

（1）面神经膝状神经节：外耳道孔。

（2）面神经干：在乳突前 2cm 处。

（3）面神经分支：在乳突前 2cm 处为起点分为 5 支，即颞支（指向颞区）、额支（指向额支）、颊支（指向口角）、下颌缘支（指向颌部）、颈支（指向颈前）。

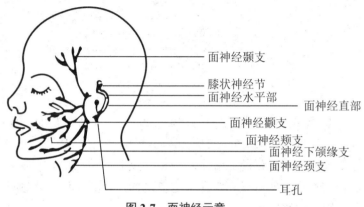

图 2-7　面神经示意

4. 三叉神经　是第Ⅴ对脑神经，从脑桥分出后，在颅中窝处通过眶上孔、圆孔、卵圆孔出颅，在出颅前感觉神经元的胞体，聚集成膨大的神经节，称为半月神经节，出颅后分为上（眼神经）、中（上颌神经）、下（下颌神经）三支，分布至头面部皮肤和鼻腔、口腔黏膜，主管感觉，其体表定位如下（图 2-8）。

（1）三叉神经半月神经节：外耳道孔与眉弓外缘连线后 1/3 处。

（2）三叉神经上支：自半月节走行至眼。

（3）三叉神经中支：自半月节走行至鼻。

（4）三叉神经下支：自半月节下行至颏部。

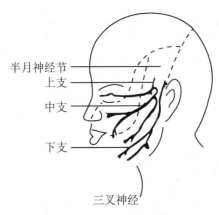

图 2-8　三叉神经示意

5. 臂丛　颈 $_{5-8}$ 神经和胸 $_1$ 神经的前支组成，这 5 支神经又分为 6 股 3 束，最后在锁骨下动静脉的外侧进入腋窝，三束神经在腋窝内包围动脉，在胸小肌下缘处分出各神经分支，供应上肢肌肉和皮肤，其体表定位为锁骨中点上方至胸锁乳突肌后缘（图 2-9）。

6. 腹腔神经丛　又称太阳神经丛，是两侧的内脏大小神经（交感神经），腰交感神经节及右迷走神经腹腔支所组成，

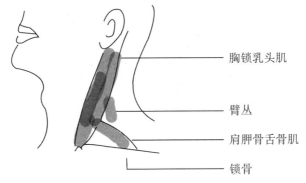

胸锁乳头肌

臂丛

肩胛骨舌骨肌

锁骨

图 2-9　臂丛神经示意

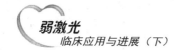

丛内有一对腹腔神经节，位于腹腔动脉的两侧，腹腔动脉发出很多分支和肠系膜上、下动脉的分支，分配着膈、胃、肝、脾、肾、肠系膜、腹主动脉、精索、睾丸、卵巢等，其中心体表定位为剑突和脐连线中点（图 2-10）。

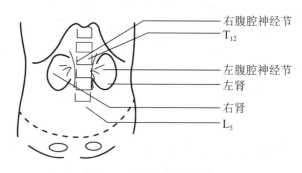

图 2-10　腹腔神经丛示意

7. 腰交感神经节　位于腹膜后脊柱的前外侧，一般由腰$_{4-5}$交感神经组成，左右不完全对称，腰交感神经节后纤维随脊神经分布到两下肢，其内脏则分支到直肠、膀胱和生殖器官，其体表定位为腰$_{2-4}$椎棘突旁开 3cm 处（图 2-11）。

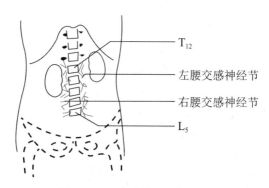

图 2-11　腰交感神经示意

8. **颈胸神经根**　颈神经 8 对，胸神经 12 对，除第 1 对颈神经由枕骨和寰椎之间出椎管外，其余的颈胸神经根均自脊柱的颈、胸段同序的椎间孔分出，颈神经根在椎管内短，近于水平位方向，胸神经根在椎管内稍长，其体表定位为颈胸神经根与同序棘突等高，神经根出口处约在离后正中线两旁 1.5cm（图 2-12）。

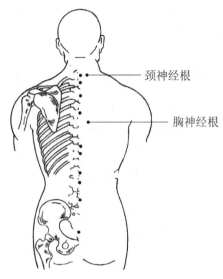

颈神经根

胸神经根

图 2-12　颈胸神经根示意

9. **短裤区**　是指盆腔器官和皮肤内脏反射区所包括的区域范围，其体表定位为前面上界两髂嵴连接、下界为两大腿上 1/2，后面上界 L_2 棘突水平、下界两臀沟连线。

10. **领区**　又称谢尔巴克反射区，包括项至肩胛上部（颈 C_2 至胸髓 T_4 节段）。刺激此处可影响颅脑、胸部和上肢血液循环及心、肺、气管、食管等器官功能。其体表定位为前面上界甲状软骨水平、下界腋连线，后面上界为发际水平、下界腋连线。

三、激光理疗的主要作用

机体在激光的刺激作用下，调节了神经系统、免疫系统和组织代谢系统的病理生理状态，使之利于治病，直至康复。

弱激光理疗主要有以下作用：①镇痛；②消炎；③促进皮肤溃疡和伤口愈合；④促进骨痂生长，加速骨折愈合；⑤促进神经修复；⑥双向调节免疫系统；⑦改善血液循环，使血管扩张，血液循环速度加快。

四、激光理疗的适应证

1. 各种皮肤病变　炎症、营养障碍、外伤、术后。

2. 神经病变　面神经麻痹、神经根炎、神经痛、末梢神经炎等。

3. 关节病变　风湿性关节炎、类风湿关节炎、骨性关节炎、颈椎病等。

4. 肌肉、肌腱、肌筋膜炎、血管病变　如急慢性扭伤、肌肉痛等。

5. 眼　睑腺炎、睑板腺囊肿、部分眼底病变、弱视等。

6. 耳鼻咽喉科　鼻炎、鼻黏膜溃疡、突发性聋、外耳道湿疹、卡他性中耳炎、咽喉炎等。

7. 口腔科　唇炎、舌炎、黏膜病变、牙周病变、颞颌关节紊乱等。

8. 妇产科　急性或慢性盆腔炎、功能性子宫出血、痛经、外阴瘙痒症、外阴营养不良、溃疡等，乳腺炎、产后尿潴留。

五、注意事项

1. 过敏患者　如红斑狼疮、卟啉病、光照性皮炎患者禁用。

2. 恶性肿瘤患者　不能局部进行治疗。

3. 心动过缓患者（心率＜60次／分）　治疗时应当注意心率的变化。据报道，2/3患者心率不受影响，但有1/3患者心率减弱，心率恢复到正常的有部分患者也不占少数。

4. 注意　不能直视激光光束，以免损伤眼球，因眼睛是对光最敏感的器官，激光的能量较大，故不宜直视（除一些眼部疾病，如黄斑病变、弱视、中心性浆液性视网膜病变等需用弱激光治疗时）。

5. 激光治疗的种类不同，其生物效应也不相同　如 He-Ne 激光和 650nm 的半导体激光对人体作用主要是光化学作用，不是热作用，故对急性炎症均可以治疗，而 810nm 的半导体激光属红外激光，用于亚急性、慢性疾病效果较好，急性炎症不宜治疗。

第二节　激光针灸疗法

激光针灸（又称为激光穴位照射疗法）是指用弱激光光束直接聚焦或扩束照射穴位，对穴位进行有效的光化学或光热刺激。这种疗法是基于中医理论的一种整体的自然疗法，以经络学说为指导，通过现代激光技术对传统的针灸穴位进行照射，以达到疏通经络、调节脏腑、行气活血的作用，从而扶正祛邪、治疗疾病。

一、激光针灸疗法的特点

1. 激光针灸具有与针灸法同样的效果，同时具有无痛、无菌、安全等特点。它不存在针灸时偶尔出现的弯针、滞针、晕针、折针、刺伤重要脏器、刺禁等异常情况，而且不会像针刺那样易造成感染如艾滋病、肝炎等。

2．激光针灸与毫针虽然都是对穴位刺激达到治疗效果，但毫针输入的是机械能，艾灸输入的是浅表热能和药物，而激光输入的是光能，由光能转化为热能，产生的是光化学作用和光热作用。热的穿透力较深，红光的 He-Ne 激光和半导体激光照射到穴位上，如功率为 5mW 左右，其皮肤温度上升仅为 0.8～2℃，故除光化学作用外，尚有轻度热灸作用。CO_2 激光或 810nm 的半导体激光作用在穴位上则热效应更为明显。激光如果是脉冲输出，则更会出现一些冲击波的机械能。

3．由于激光针灸疗法所产生的酸、麻、胀、痛等得气感觉小于针灸治疗，所以很合适老年人、儿童、体弱和晕针的患者，故可作为针灸治疗的一种补充治疗。

4．激光治疗除了不可照射眼睛（眼疾病者例外，如黄斑变性、弱视、中心性视网膜炎等）以外，其他无明显禁穴。如激光针灸可以直接照射神阙穴治疗婴幼儿腹泻等疾病，而针刺则不可以；激光可以直接照射血管部位的穴位，通过激活血管内的各种因子达到治疗效果，而针灸除了可以放血治疗和灸疗外，针刺则不可以。

5．激光针灸时需用激光器和相关配件，如激光套管针等，价格较高，而且操作不如针灸方便，穴位容易位移，故往往不为针灸医师所接受，特别有些较深的穴位，如环跳穴等。激光透射达到的深度较浅，故只能作为一种补充治疗方法，不能取代传统的针灸疗法。

6．激光针灸在临床治疗上效果明显，但其作用机制的研究还不是很成熟，尚需进一步探索。此外，激光的治疗剂量、照射时间、激光照射的"补"与"泻"、激光照射的穴位选择、

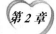

深度调节、行针模式等，尚需进一步标准化、科学化，以满足治疗中的个体化需求。

二、激光针灸有效性的依据

激光穴位照射是否与针刺一样"得气"呢？"得气"就是治疗时，人体沿着经络的径路会出现酸、胀、麻的感觉，这种现象的出现与疗效有很大的关系，正如《黄帝内经·灵枢》记载："刺之要，气至而有效。"《针灸大成》中也记载："气速至则速效，气迟至则不治。"事实证明，激光穴位照射治疗时能激发经络中的经气，一些患者显示出穴位和经络的特异性反应。有人统计335例，其中一些患者有麻感、麻木、胀、沉重感、抽动、蚁走感、电流感等34种反应。如激光照射人迎穴，可有顺足阳明胃经的循行路线传至缺盆穴的感觉；照射丝竹空穴、光明穴位，眼球有不自主运动；照射天突穴时患者有憋气感。这些说明激光穴位照射后可以循经传导，但是不如针刺感觉强烈，那么为什么治疗有效果呢？1983年Walker用1mW的He-Ne激光照射足神经上一个点，就能在附近某点上记录到这种神经冲动，潜伏期4ms，说明激光照射后能产生神经冲动，只不过是由针刺的机械能刺激转换为激光的热光能刺激而已。

1981年刘德博报道用3mW的He-Ne激光照射合谷穴，用与肌电图机相连的两根银针一支刺入曲池穴，另一支刺入尺泽穴，刺入时均有酸、麻、胀的感觉，4～5min后可以看到曲池穴上的银针连线在肌电图机荧光屏上出现有规律的低频涨落电波，而尺泽穴为手阳明大肠经，则无此反应。重复12例，9例均有此反应（注：合谷穴和曲池穴均为手阳明大肠经，而尺泽穴为手太阴肺经）。He-Ne激光照射合谷穴、曲池穴出现的有规律的低频涨落电波，说明He-Ne激光循经传导。

1987 年田道中用 He-Ne 激光照射 30 例远端穴位，激光输出功率为 2.7mW，以叩击找出敏感点，在 106 次的试验中，得出径路传感线，60.38% 阳性结果，比非穴位照射的试验高得多，这稳性传感线是处于比较浅的部位，能使受压（压力为 2～3mmHg）而阻断，松手后可以再现。以后田道中又做激光经络测定，从测量方面研究 15 例患者 1404 穴位不同情况下的原穴导电量，5min 前后变动率，发现照射穴位与不照射或照射非穴位点时均有显著的差异。

人的皮肤表层厚 0.5～1.5mm，真皮厚 2.1mm，皮下层厚 2.5mm，而神经末梢感受器位于真皮质中。穴位中有多种神经感受器，据上海市针灸研究所林文注研究，患者主诉有针感的 50 个点中，可看到数量不等的有髓小神经束、无髓小神经束、游离神经末梢、环层小体、肌梭和神经干支；患者主诉无针感的 13 个点中只有肌梭、运动终板、小神经束和游离神经末梢，经统计学处理有非常显著的差异（$P < 0.001$）。据国外报道，He-Ne 激光的穿透深度为 10～15mm，而国内学者刘德博观察为 16mm，田道中观察可以达到 18mm，故光能量可以直接刺激穴位中的感受器。

针灸穴位分为两种，即感受器穴和效应器穴。其组织结构完全不同，感受器仅以神经成分占优势，如 Meissner 小体、Krause 络球、Hoyer-Grosser 器官等；而效应器则由平滑肌组成。1975 年 Riederen 研究表明，以感受器占优势的穴位所分泌的 5-HT 明显比由效应感受器穴位分泌得多。

有学者认为，中医理论认为的穴位就是属于功能性的。日本学者间中喜雄认为，生物体内有能量、信息两大系统。能量系统包括肌肉、血液、呼吸、消化系统等，信息系统包括神经和内分泌系统等。信息系统控制并作用于能量系统，刺激信息系统比刺激能量系统所需能量小得多。信息系统又称为"X-信息系统"，该系统的信息输入部位及反应输出部位均具有特异性，它是由点到线，由线到面形成的综合功能结构，构成一个整体体系。这一体系中起支配作用的是全息图模式，即任何一个局部都有整体的投影，这一精密体系，能够感受并辨别给予经穴的轻微刺激。

1975 年 Kellner 实验证明，激光照射组织的深度足以刺激到触觉小体（Meissner 小体）、Hoyer-Grosser 器官、终末血流带（小动脉到静脉中毛细血管的过渡），也可以刺激到 Vater-Pacini 小体，故认为激光穴位照射刺激这些组织可引起机体反应。

山东省荣成县人民医院用半导体砷化镓激光穴位照射后胃电效应显示双向调节作用，静脉注射纳洛酮后可使胃电效应逆转，提示半导体砷化镓激光穴位照射有类似传统针刺作用；单独用激光照射足三里穴，胃电以兴奋效应为主，类似针刺补法，可治疗胃功能低下疾病；激光加低频电照射足三里穴，以抑制效应为主，类似针刺泻法，可治疗胃功能亢进疾病，提示激光穴位照射可产生内源性阿片物质的释放，因而具有镇痛作用。

1977 年博尔茨曼研究所的 Kroetlinger 激光穴位照射和针刺穴位进行比较，证明激光照射井穴（四肢上经络的终末穴位），电位升高与针刺效应相似，激光照射穴位后所产生的电位平衡作用也与针刺结果无显著差异，激光照射穴位电位升高 10mV，而照射假穴则电位明显下降。

法国学者 de Vernejoul 等将微量放射性同位素（高锝酸钠）注入穴位，用连续电子计算机闪烁摄影机示踪，显示同位素的通过与中医理论的经络相符，而同位素的移动速度取决于和注射穴位经络相关的器官是否正常。

Kroetlinger 进行温度测试中，激光照射穴位前，双侧尺泽穴平均皮温为 35.4℃，照射穴位后，局部皮温无明显上升，而未照激光的对侧皮温却上升 0.27℃，有显著性改变（$P < 0.001$）。

张桂芳等报道也证明激光照射的穴位皮温均发生变化，较照射前升高或降低，故认为这可能是穴位温度感受器接受了激光能量，沿着经络走向的路线向外扩散的结果。

日本根井养智等按中国的循经传感理论，在人体传感线上注射药物可使传感受阻或增强，循经传感可进入脏器或患部影响脏器功能，或缓解患部症状。

华南师范大学王先菊等报道用连续或脉冲激光针灸均能使穴位组织的温度和血流灌注率升高。随着激光功率密度升高，穴位组织的温度和血流灌注率亦升高，从而用连续激光光针使穴位组织的温度升高比脉冲激光针灸高得多，微循环较差的人血流灌注率低。从治疗中发现激光针灸对微循环的改善有一定效果，这些研究为激光针灸在临床实际应用提供了理论基础。

1980 年 Kroetlinger 报道用弱激光照射穴位可以引起机体内生化指标的改变，如钙、镁、钠、钾、磷离子以及 17 酮类固醇，17 羟皮质内固醇均和银针引起机体效应相符。

在 20 世纪 70 年代，有研究者提出肥大细胞与经络穴位有密切关系，肥大细胞可以在弱激光穴位照射下产生脱颗粒，释放组胺现象，这种活性物质进一步激发了局部的经络感传现象。越来越多的说明发现穴位处的肥大细胞数量的确比旁边组织要多，肥大细胞作为一种免疫细胞，在受到弱激光照射后释放组胺对人体产生重要的调节作用。

90 年代，同仁医院用弱激光面部照射如攒竹、瞳子髎、四白、迎香等穴位，用红外热图像进行观察，发现面部温度均显著增加。

三、腧穴的选择原则

有的穴位除局部治疗有效以外，还对邻近部位或远隔部位病症有作用。

1. **本经腧穴主治本经病**　如心脏病取心包经的络穴内关穴；牙痛取手阳明大肠经的原穴——合谷穴；胃病则取足阳明胃经的穴位，如郄穴、梁丘、合谷、足三里等。

2. **表里脏腑经脉选穴**　因表里经脉在生理和病理上有紧密的关系，所以在患病相表里的经脉上选穴，同样具有较好的疗效，如皮肤病取肺经脉相表里的大肠经脉的合谷、曲池穴，治疗效果较好，胃病取脾经的公孙穴等。

3. **循环相邻经脉选穴**　十二经脉在体内逐经相连，循环传注，周流不息。循环相邻经脉，其治疗作用也有相通之处，如牙痛除取手阳明大肠经的合谷穴外，还可取足阳明胃经的内庭穴等。

4. **对侧同名经脉取穴**　由于同名经脉呈左右对称分布，它们的调节功能也是相通的，在临床上经常有选取健侧穴位而治愈患侧疾病。

5. **依据脏腑生理功能取穴**　选取相应穴位，发挥脏腑功能的调节作用，如因肝开窍于目，所以近视眼和远视眼取穴肝俞；消化不良可取穴脾俞、胃俞；神志疾病可取穴心经的神门穴。

6. **局部取穴**　因为任何穴位均有十二经脉分布体表各部，如眼病取穴睛明穴、攒竹穴、阳白穴、承泣穴；胃病取穴中脘穴、梁门穴等；膝关节疾病取穴内、外膝眼、鹤顶穴，阳陵泉；耳病取穴耳门、听宫、听会、翳风等。

7. **特殊穴**　长期治疗有特效的穴位，如哮喘可取经外奇穴、定喘穴；落枕可取手背部的落枕穴，戒烟可取甜美穴（位于列缺穴与阳溪穴之间的中点上）；发热取大椎穴；矫正胎位取至阴穴；治疗腹泻和便秘取天枢穴；减慢心动过速的心率取内关穴等。

8. 远近端相配取穴　如胃病可取中脘穴，远取足三里穴，牙痛可近取承浆穴、颊车穴，远取合谷穴等。远治的经脉在肘关节和膝关节以下的穴经，不但可以治疗局部病症还可以治疗远隔部位组织器官的病症，甚至可以影响全身的功能，如足三里穴不但治疗下肢病，还可以调整消化系统功能，甚至对全身免疫功能都有一定作用。

9. 前后或左右相配取穴　如肺病，前取募穴中穴位，后取俞穴肺俞；胃病前取中脘穴，后取胃俞穴等。

10. 按子午流注时辰相配取穴　古人将一昼夜分为 12 个时辰，子与午是相对的两个时辰。子时是夜间 23 时到 1 时，是阴退阳进的时候；午是中午 11 时到 13 时，是阳退阴进的时候。另外还有将五输穴配以木、火、土、金、水行，如肺经表现实证时，则应泻属水的子穴（尺泽穴），如肺经表现为虚证时则应补属土的母穴（太白穴）。

四、激光针灸的剂量选择

激光针灸剂量是比较复杂的问题，因激光器种类不同，剂量大小、选穴的多少、照射的时间等均无定论。一般认为，小剂量照射为"补"，大剂量为"泻"；短时间照射为"补"，长时间照射为"泻"。常取穴 4～5 个，每穴照射 3～5min，每日照射 1 次，10～15 次为 1 个疗程，如穴位较多，可分次轮流使用，需做第 2 个疗程者，可间隔 5～7d，这样效果更好。

第三节　弱激光体表照射仪器最新进展

一、主要结构和功能特点

1. 半导体激光治疗仪的结构　半导体激光治疗仪由主机、激光治疗头和治疗头支架组成（图2-13，图2-14）。经国家有关临床试验机构的临床试验认证，能改善局部血液循环，改善组织营养状态，促进炎性产物吸收，促进致痛物质的代谢，从而达到消除炎症和镇痛的作用。

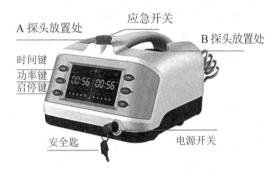

A探头放置处　应急开关　B探头放置处

时间键
功率键
启停键

安全匙　　　电源开关

图 2-13　半导体激光治疗仪

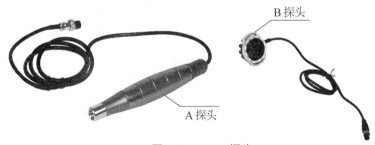

B探头

A探头

图 2-14　A、B 探头

2．功能特点

（1）808nm 激光照射，安全可靠。

（2）充分结合身体各穴位，实现大面积体表照射。

（3）创造性地实现了大面积体表照射、鼻腔照射和穴位照射的全身治疗模式。

（4）人性化设计，体积小巧便于携带和操作。

二、主要技术指标

1．激光媒介：GaAlAs-半导体。

2．终端输出功率：单支激光最大输出功率为（500±100）mW。

3．激光输出波长：（808±10）nm。

4．光束发散角：ϕ x =0.26 rad，ϕ y=0.78 rad。

5．激光器输出功率不稳定度 St：≤±50mW。

6．预计增值：±50mW。

7．探头指示光波长：650nm。

8．探头指示光最大输出功率（单管）：≤5mw。

9．正常使用时标称眼危害距离：r NOHD=2.3m。

10．治疗仪的工作环境。

（1）环境温度：5～40℃。

（2）相对湿度不大于 80%。

（3）电源：（220±22）V；（50±1）Hz。

（4）大气压力：（86～106）kPa。

三、使用方法

1．使用前的准备

（1）检查仪器供电电源，确定在规定电源范围后，将电源线一端插入主机后面的电源输出端口内，另一端接供电电源。

（2）根据治疗需要（小面积患处、穴位、针灸，采用 A 探头进行穴位照射治疗，大面积患处治疗采用 B 探头进行直接照射治疗）将 A 或 B 探头电源线端头分别插入对应的 A、B 输出端口，注意 A、B 探头电源线端口切记不要接反。

（3）使用安全匙打开电源开关开机。

2. 按键操作说明

（1）根据治疗需要短按 A 或 B 界面的启动键和功率键调整好治疗时间（10～60min 循环可调）和功率（1～5 档循环可调）；

（2）将探头放置到需要治疗的部位或穴位上。

（3）短按启动键开始治疗。

（4）治疗过程中需要暂停治疗时短按启动键，暂停后需要继续治疗的再次短按启动键。

（5）结束治疗后，用安全匙关闭电源开关，将治疗探头放回原位后拔掉电源线。

四、使用注意事项

（一）使用中

1. 儿童治疗应在成人指导下进行，个别对激光过敏者应停止使用本产品。

2. 严禁覆盖设备散热孔。

3. 任何探头在工作中均不可直射眼睛。

4. A 探头适合于腔内、局部或穴位照射，B 探头适合于大面积皮肤组织或关节照射；使用时，不要过分用力下压键盘面板，否则可能损坏仪器。

5. 治疗过程中一旦发现反常情况应立即停止并关机，紧急情况下可使用应急开关进行操作，以保证人身安全。

6. 关机后等待至少 2～3min 后才能再次开机。

（二）使用后

1．切断电源。

2．从电源插口拔出插头而不是拔拉电缆。

3．用柔软的医用消毒棉球擦净探头。

4．将探头放回原位，用防尘罩（布）盖住仪器。

（三）一般安全信息

1．设备由成年人仔细阅读说明书后使用。

2．不要更改设备参数。

3．设备出厂时已调至最佳性能，不要随意调整任何预设的控制和开关，除非按说明书中的指定操作。

第3章 弱激光的临床应用
CHAPTER 3

颈椎病

颈椎病是颈椎间盘退行性变、颈椎肥厚增生及颈部损伤等引起颈椎骨质增生或椎间盘突出，韧带增厚，刺激或压迫颈脊髓、颈部神经、血管而产生一系列的临床综合征，主要表现为颈肩痛、头晕、头痛、上肢麻木、肌肉萎缩、严重者双下肢痉挛，行走困难，甚至四肢麻痹、大小便障碍、出现瘫痪，多发生在中老年，男人发病率高于女性，是中老年人的常见疾病。

临床根据压迫部位和临床症状，将之分为以下几型。

（1）神经根型：颈椎间盘退行性改变或骨质增生的刺激，压迫脊神经根，引起上肢麻木和运动障碍。

（2）脊髓型：颈椎间盘突出，韧带肥厚，骨化等，造成颈椎椎管狭窄，脊髓受压和缺血，引起脊髓传导功能障碍者，表现为走路不稳，四肢麻木，大小便困难。

（3）椎动脉型：由于颈椎关节退行性改变的刺激，压迫椎动脉，造成椎基底动脉供血不足，临床常出现头晕、黑矇等症状，常与颈部旋转有关。

（4）交感神经型：颈椎间盘退行性改变的刺激，压迫颈部交感神经纤维，引起系列反射性症状，临床上比较少见，而且常与心血管疾病、内分泌疾病等混杂在一起，很难鉴别。

（5）食管压迫型：出现吞咽有异物感，临床上罕见。颈椎病的发病原因是多种多样的，其中慢性劳损是罪魁祸首、长期的局部肌肉、韧带、关节囊损伤，引起局部水肿、出血、炎性改变，最后导致出现骨质增生，影响局部的神经和血管。外伤是颈椎病发病的直接原因，不良的姿势是颈椎损伤的另一大原因，长时间低头工作，躺床上看电视、看书，长期间操作电脑，剧烈地旋转颈部或头部，都会使颈部肌肉长期处于疲劳状态，容易发生损伤。颈椎的发育不良是颈椎病发生不可忽视的原因之一。如单侧椎动脉缺血的患者，椎动脉型颈椎病的发病率几乎是 100%。

非手术疗法常用口服药物止痛、消炎；另外也可以用牵引法，这适用于轻度神经根型颈椎病患者，急性期禁止牵引，防止局部炎症、水肿加重；理疗也是常用手段，如声、光、电、热、磁等作用人体，以达到治疗和预防疾病的目的。当神经根压迫症状严重，保守治疗无效时才可采取手术治疗。如果是脊髓型颈椎病患者，临床表现双下肢无力。步态不稳等症状的患者，应当尽早进行手术，对于椎动脉和交感神经兴奋患者则手术效果不确切，所以采取保守疗法。

【文献 1】原空军司令部门诊部富秋涛观察 120 例交感型颈椎病患者，采用 810mm 半导体激光器，输出功率 180～500nW，每一个靶部位根据颈椎压迫情况选 1~3 个照射点，每个点照射 3min，每天一次，连续治疗 5 次，停 2d，再重复治疗 5 次，10 次一个疗程。

治疗结果：治愈 78 例（占 65%），有效 30 例（占 25%），无效 12 例（占 10%），未发现明显不良反应，故作者认为，激光治疗交感型颈椎病可获得较好疗效。治疗时选择探头，照射星状神经节，每侧10min，功率400～500mW。配合颈部牵引更好（但老年人不太适合）一般每日1次，10次为1个疗程。

【文献2】江苏省泰州市人民医院左海萍报道用半导体激光结合牵引治疗60例神经根型颈椎病患者，40例牵引治疗作为对照组，经1～2个疗程后，治疗组总有效率95%，对照组总有效率75%，治疗组优于对照组（$P < 0.05$）（表3-1）。

表3-1　两组疗效比较

	例数	治愈	好转	未愈	总有效率%
治疗组	60	41	16	3	95
对照组	40	21	9	10	75

注：经统计学处理 $P < 0.05$

神经根型颈椎病在各型颈椎病中发病率是最高的，这主要是由于颈椎病间盘的突出和脱出，后方小关节的骨质增生钩椎关节的骨刺形成，以及其相邻的3个关节（椎体间关节、钩椎关节及后方小关节）的松动和移位均可对脊神经根造成刺激和压迫，因此，造成神经根型颈椎病。

激光选用的穴位是大椎、风池、颈夹脊穴及压痛点进行照射，输出率200～350mW，每次选3～5部位，每个部位照射5min，每日1次，10次为1个疗程。

【文献3】福州总医院秦茵观察半导体激光星状神经节照射结合牵引治疗椎动脉型颈椎病的疗效，将60例椎动脉颈椎病患者随机分为3组，每组20例，A组行半导体激光星状神经节照射，B组行牵引治疗，C组行半导体激光星状神经节照射联合牵引。治疗前后采用颈性眩晕评估量表（ESCV）以及经颅多普勒超声（TCD）进行测评。

治疗结果显示治疗后3组患者ESCV评分均有明显提

高（$P < 0.01$），左右椎动脉和基底动脉的平均血流速度（Vm）均较治疗前有提高（$P < 0.05$）；而 C 组由于治疗后 ESCV 和椎动脉和基底动脉平均血流速度（Vm）均高于 A、B 组（$P < 0.05$）。所以秦茵认为半导体激光星状神经节照射联合牵引治疗椎动脉型颈椎病临床疗效显著，两种方法具有协同作用。

治疗时采用激光是 808～830nm 半导体激光，功率 300～500mW，连续脉冲输出，光斑直径 5mm，操作时患者仰卧位，肩下垫薄枕，稍伸展颈部，操作者在环状骨气管旁用左手示指和中指在胸锁乳突肌内缘，把颈总动脉挤向外侧与器官分开，用左手指触及 C_6 横突前结节，在内侧 C_7 横突基底节时左手示、中指固定不动，右手持激光探头置于左手示指和中指指尖之间接触式照射，以患者感轻度刺痛为宜，左右侧各照射 5min，10 次为一疗程，治疗 1～2 个疗程。

B 组采取坐位或卧位牵引，牵引力学体重的 15%～20%，每次牵引 15～20min，每日 1 次，10 次为 1 个疗程，治疗 1~2 个疗程。

C 组采用半导体激光星状神经节照射联合颈椎牵引，方法同 A 和 B 组，治疗 1~2 个疗程。

治疗结果如下。

（1）颈性眩晕评估量表（ESCV）评分：三组患者治疗后 ESCV 评分与治疗前比较，差别有非常显著意义（$P < 0.01$），C 组治疗后 ESCV 与 A、B 两组比较差异亦有非常显著意义（$P < 0.01$）（表 3-2），显示 3 组治疗后患者的症状功能积分均得到改善，但改善的程度以 C 组为最显著。

表 3-2　治疗后患者症状功能积分变化（分，$\bar{x} \pm S$, n=20）

分组	治疗前	治疗后
A	11.27±4.41	21.98±5.35*
B	11.53±2.59	22.77±3.48*
C	10.65±3.87	28.34±4.21*#

注：* 表示与治疗前比较 $P < 0.01$；*# 表示与 A，B 组比较 $P < 0.01$

（2）三组患者治疗后基底动脉、左椎动脉、右椎动脉的平均血流速度与治疗前比较均有所改变，差异有显著意义（$P < 0.05$）（表 3-3）；C 组与 A、B 组比较差异亦有显著意义（$P < 0.05$）。

表 3-3　三组治疗前后椎基底动脉平均血流速度
变化（Vm）（cm/s, $\bar{x} \pm S$, n=20）

分组	左椎动脉		右椎动脉		基底动脉	
	治疗前	治疗后	治疗前	治疗后	治疗前	治疗后
A	25.63±5.64	31.92±6.73*	25.87±5.21	32.7±6.57*	26.45±5.98	33.56±6.67*
B	25.34±7.84	32.11±7.04*	25.72±6.78	31.83±6.55*	26.37±5.91	32.79±8.64*
C	25.16±8.23	38.89±6.76*#	25.88±5.94	38.29±5.43*#	26.21±6.39	39.85±6.79*#

注：* 表示与治疗前比较 $P < 0.05$；*# 表示与 AB 组比较 $P < 0.05$

有学者认为，椎动脉型颈椎病、椎动脉管腔狭窄的主要原因不是由于骨赘的机械性压迫，而是椎动脉弯曲及管壁受刺激痉挛所致。因为椎动脉分布有交感神经纤维，该神经纤维受到持续性刺激可引起椎动脉反射性收缩、痉挛，血流量下降，导致椎基底动脉供血不足，临床上表现为眩晕、头痛等。

而星状神经节具有交感神经的生理功能，临床上用星状神经节阻滞治疗椎动脉型颈椎病，但侵入性的阻滞操作要求较高，有一定风险，如气胸、膈神经麻痹、右淋血管和胸导管损伤，喉返神经阻滞引起的声音嘶哑，且反复穿刺可损伤交感神经链导致星状神经损伤。而半导体激光属于弱激光，激光照射机体某些特定的部位或穴位后，引起机体从中枢神经到外周神经的一系列神经递质变化，具有止痛、消炎、抗水肿、生物刺激和血管舒张的作用。

半导体激光星状神经节照射的作用如下。

（1）阻断通往头颈的交感神经传导，消除交感神经的过度紧张，使颈总动脉和椎动脉的血流速度和血流量增加，改善头颈和上肢的血流供应，改善大脑缺血、缺氧状态，使头痛、头晕症状得以改善。

（2）缓解颈肩的肌肉韧带等软组织紧张，解除椎动脉痉挛，以及加速组织活性物质生成和疼痛物质代谢，具有良好的消炎、消肿、止痛作用。

在颈椎病的保守治疗中，牵引时常是有效的方法。牵引具有对颈椎产生制动作用，解除颈肌痉挛，使颈部肌力放松，纠正椎间失稳引起的小关节紊乱，恢复颈椎椎间关节的正常序列，有利于颈椎生理曲度及关节的矫正，伸张被扭曲的椎动脉；牵引还可以加大颈椎间隙，缓解椎间盘及钩突关节关节囊对神经根和椎动脉和硬膜囊的压迫，从而使症状缓解、消失。

【文献4】山东省济宁医学院潘志峰等报道，用半导体激光治疗椎动脉型颈椎病 60 例患者。在激光穴位照射前后因经颅多普勒（TCD）对椎动脉型颈椎病患者进行血流速度的检测，并与健康者比较。经 2 个疗程的治疗后，总有效率为 90%，其中显效以上占 73.3%，无效 6 例，继续检查治疗总有效率及显效率进一步提高。经激光针灸治疗后，观察组的椎 - 基底动脉血流速度下降，与治疗前比较有显著性差别（$P < 0.05$）有统计学意义，而血管搏动指数（PI）变化无统计学意义（$P > 0.05$），说明激光针灸治疗能减轻或消除椎动脉痉挛或狭窄，改善脑血供应。

椎动脉颈椎病的诊断标准是：①曾有猝倒发作，伴有颈性眩晕；②转颈实验阳性；③ X 线显示节段性不稳定或颈椎骨质增生。

潘志峰等用彩色颅多普勒超声仪，使用 2MHz 脉冲多普勒探头探测颅内血管，取平均峰流速（Vm），及血管搏动指数（PI）作为研究指标，检测结果见表 3-4。

表 3-4　观察组与对照组 TCD 检测结果比较（$\bar{x} \pm S$, cm/s）

组别	Vm		PI	
	椎动脉	基底动脉	椎动脉	基底动脉
对照组	35±3.8	39±4.5	0.77±0.13	0.81±0.14
观察组	44±7.3	46±9.4	0.81±0.17	0.83±0.12
P	＜ 0.01	＜ 0.01	＞ 0.05	＞ 0.05

结果显示，椎动脉型颈椎病患者的各项循环动脉 VA、BA 血流速度加快，明显高于对照组，经统计学处理，有显著性差异（$P ＜ 0.01$）；另一项指标血管搏动指数（PI）与正常对照组比较增高，但无统计学意义（$P ＞ 0.05$）。

激光治疗取穴四神聪、风池（双）、新设（双）（C_3 棘突旁开 1.5 寸）、肩中俞（双）。激光波长 808nm，输出功率 120mW，每穴 2min，每日 1 次，10 次为 1 个疗程，疗间休息 2d，2 个疗程进行 TCD 复查。

椎动脉型颈椎病患者治疗 2 个疗程后，60 例患者中痊愈 26 例，占 43.3%，显效 18 例，占 30%，有效 10 例，占 16.7%，无效 6 例，占 10%，总有效率为 90%，其中显效以上的占 73.3%。

患者 2 个疗程后 TCD 复查结果见表 3-5。

表 3-5　激光针灸治疗前后观察组 TCD 检测结果比较（$\bar{x} \pm S$，cm/s）

组别	Vm		PI	
	椎动脉	基底动脉	椎动脉	基底动脉
治疗前	44±7.3	46±9.4	0.81±0.17	0.83±0.12
治疗后	39±6.8	41±8.7	0.79±0.21	0.81±0.19
P	＜0.05	＜0.05	＞0.05	＞0.05

　　椎动脉型颈椎病主要病理改变时椎 - 基底动脉的曲折与痉挛造成管腔狭窄，引起血流动力学的异常而使颅内供血减少而出现一些临床症状。其病因颈椎和椎间盘的病变，骨赘形成造成压迫激惹，另一原因是颈部肌肉和韧带的劳损，慢性炎症对血管的刺激造成血管痉挛。

　　椎动脉型颈椎病除以上治疗方法外，还可以采用星状神经节照射，每侧 10min，功率 400～500mW，两日 1 次，10 次为一个疗程。

　　【文献 5】山东电力中心医院于明光用半导体激光照射星状神经节治疗 65 例脊髓型颈椎病（CSM）取得满意效果。

　　这些患者一般治疗全部采用复方丹参 250ml，5% 葡萄糖氯化钠（或生理盐水）250ml 加三磷腺苷 40mg，复方辅酶 A（CoA）100U，胞磷胆碱 500mg，静脉滴注，每日 1 次，维生素 B_1 100mg，维生素 B_{12} 500mg 肌内注射，每日 1 次，血栓通胶囊 2 粒，每日 2 次。

　　半导体激光星状神经照射治疗，将激光头放置于双侧胸锁关节上方 3cm，距正中线 1.5cm 处，功率 400～450mW，照射 5min，然后取俯卧位，取双侧 C_6～C_7 横突尖间隙位置为照射区，功率 400～500mW，照射 5min，5～10 次为 1 个疗程，对伴有神经根痛和肌肉痛的患者可选择压痛点 2～4 个进行照射，每个点照射 5min，功率为 400～500mW。

治疗效果显示 65 例 CSM 患者中近期疗效，优 16 例，良 34 例，好转 13 例，无效 2 例。

激光照射星状神经节可增加脊髓血供，改善脊髓微循环，达到保护脊髓目的。

【文献6】北京协和医院华桂如用波长 810nm，光斑直径 5mm，激光输出功率为 0～500mW 连续可调半导体激光照射颈背痛 60 例。其中颈椎病 40 例，颈背肌劳损 20 例。颈椎病主要是神经根型，部分病例并有一过性头晕等椎基底动脉供血不足症状。照射部位为颈背臂痛点、痛区、肌肉附着点和相关穴位，如大椎、风池、风府、肩井、肩峰穴；合并头晕、头痛耳鸣者，加百会、头维、太阳、耳门、听宫、听会等，每次照射 2～8 点，平均 4 点，输出功率 120～500mW，每点 3min，每日 1 次，3～5 次为 1 个疗程，治疗效果见表 3-6。

表 3-6 半导体激光治疗的病种与疗效（%）

病种	例数	治愈		显效		有效		无效	
		例数	百分率	例数	百分率	例数	百分率	例数	百分率
颈椎病	40	0	2	14	35.0	25	62.5	1	2.5
颈背肌劳损	20	3	15.0	7	35.0	10	50.0	0	0
合计	60	0	5.0	21	35.0	35	58.3	1	1.7

作者认为病程长短对预后有明显影响，病程 4 个月疗效明显变差。激光照射的时间短，疗程短，奏效快，值得推广应用。

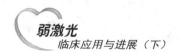

腰椎间盘突出症

腰椎间盘突出症是临床常见病，随着人们工作和生活方式的转变，腰椎间盘突出症有增多趋势，而且越来越年轻化。据统计，85%～90% 的腰椎间盘突出症患者经过适当的非手术治疗均可以获得较为满意的效果，其中近红外激光照射治疗就是保守治疗的重要一环。

腰椎间盘突出症是纤维环破裂后髓核突出压迫神经根造成以腰腿痛为主要表现的病。椎间盘是由透明软骨板、纤维环和髓核组成，分布在腰椎体间，腰椎间盘退行性改变或外伤所致的纤维环破裂，髓核脱出压迫腰椎神经从而出现腰腿放射性疼痛，患者表现腰背痛和坐骨神经痛，给患者的生活工作带来诸多痛苦，甚至残疾丧失劳动能力。这种疾病在骨科门诊中约占 10%～15%，因腰腿痛住院的病例为 25%～40%，95% 的坐骨神经痛、50% 腰腿痛均和本病有密切关系。

【分型】腰椎间盘突出可以分为以下几种类型。

1. **腰椎间盘膨出**　即纤维环没有完全破裂，髓核从破损处凸出压迫神经根。

2. **腰椎间盘突出**　纤维环破裂，髓核从破裂处挤出，压迫神经根。

3. **腰椎间盘脱出**　纤维环破裂，髓核从破裂处挤出后，突破后纵韧带，游离到椎管，压迫神经根、脊髓。

【病因】

1. **腰椎间盘的退行性改变**　髓核的退变主要表现为含水量降低，并因失水引起椎节失稳松动的改变，纤维环的退变则表现为坚韧度降低。

2. **外伤和外力的作用**　长期反复的外力和轻微损伤，日积

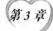

月累地作用于腰椎间盘，加重了退变的程度。

3. 椎间盘自身解剖的弱点　椎间盘随年龄增大而血液循环越来越差，因而修复能力差，在突然外力作用下可能诱发髓核突出。

【临床症状】腰背痛和坐骨神经痛，典型的坐骨神经痛表现为臀部、大腿后侧、小腿外侧到足跟或足背的放射性痛。除了疼痛外，还有下肢麻木感、肢体活动障碍、直腿抬高实验阳性，时间长了还可以出现肌肉萎缩，还可以造成腰椎管狭窄、腰椎不稳、腰椎滑膜症、骨质增生等一系列疾病，严重者可压迫到马尾神经，引起大小便失禁、性功能障碍。

【诱因】

1. 年龄　好发于 30 — 50 岁。

2. 身高与性别　身材过高易发生，男性发病率是女性的5倍。

3. 腹压突然增高　有1/3患者多由于剧烈咳嗽、用力大便、打喷嚏引起。

4. 不良体位　如长期处于某一体位不变，导致局部累积性损伤。

5. 职业因素　如办公室职员、会计、打字员、汽车驾驶员等由于长期椎间盘承受压力过大，易诱发椎间盘脱出。

6. 受寒受湿　引起小血管收缩、肌肉痉挛，引起椎间盘压力增加，导致退行性椎间盘破裂。

【复发与预防】

1. 腰椎间盘突出症很容易复发。

（1）腰椎间盘突出症，治疗后压迫神经缓解，但髓核没完全纳回去，或纳回后一旦劳累或扭伤腰部使髓核再次突出，导致本病复发。

（2）寒冷潮湿环境下，血管收缩、肌肉痉挛易引起复发。

（3）即使手术后也易复发，由于该节段髓核切除后，下面的脊椎稳定性欠佳，下二段的椎间盘易脱出。

2. 腰椎间盘突出症的预防非常重要　防治结合可降低腰椎间盘突出症的复发。

（1）近红外弱激光照射：对预防该病的复发起到很好的作用，因这种激光穿透深度可达 5～7cm，有效地改善局部组织的血液循环，改善局部营养状态，使肌肉组织代谢产物和致痛物质带走，从而使椎间盘退化减慢，使断裂纤维环得以修复，加强腰背部肌肉力量，支持腰椎，使椎间盘压力减少，避免了椎间盘的突出，从而达到预防和治疗的效果。

具体的照射方法如下。

①局部照射法：即局部压痛点照射，L_4～S_1 的棘突旁、臀大肌前缘、股骨中段外侧、腓骨头前下方。

②穴位照射法：病灶两侧华佗夹脊穴、环跳、承扶、殷门、委中、足三里、悬钟和阿是穴（压痛点）。

治疗时将激光的探头放在相应的压痛点和穴位，每日 1 次，每次选 1～5 个点，每个点 5～10min，5～10 次为 1 个疗程，使用剂量为 300～500mW。

腰椎间盘突出症除了激光治疗以外，还需要采取一些预防和治疗才能取得更好的效果，现介绍其他一些方法。

（2）卧床休息：腰椎间盘承受的压力以坐位最高，站位居中，平卧最低，在卧位状态下可去除体重对腰椎间盘的压力，使椎间盘处于休息状态，有利于椎间盘的营养供给，使损伤的纤维环得以修复，有益于椎间盘周围静脉回流，消除水肿，加速炎症消退。

翟浩瀚在对 53 例腰椎间盘突出症患者的治疗中，一组给予综合治疗加卧床休息，另一组单纯用综合治疗，结果第一组优良率为 84%，而第二组优良率则只有 24%。胡有谷认为卧床时间最好不短于 3 周，但实验证明 4d 后即可使椎间盘可获得稳定状态，7d 也没有显著差别，所以认为绝对卧床不超过 1 周，长期卧床可造成肌肉萎缩、心血管疾病和骨质疏松等，床也要有一定硬度，切不可以睡软床。

（3）牵引治疗：对腰椎间盘突出症治疗有显著效果，它可以缓解肌肉痉挛，使椎间隙拉开，易于突出物回纳；可以使椎间孔加大减少挤压，以减轻疼痛；可以松解神经根的粘连，一般认为快速牵引效果优于慢性牵引，但老年人牵引时一定要注意，一般不建议老年人进行牵引。

（4）手法治疗：对腰椎间盘突出症的治疗也很好，经济而无不良反应。其主要作用是调整脊柱顺应性，松解肌肉痉挛，改变突出髓核和神经根的位置，以减少压迫，纠正小关节错位及滑膜嵌顿；松解神经根粘连，促进炎症、水肿吸收；改善血液循环，镇痛作用明显。

（5）针刺和小针刀治疗：其机制也是消除炎症、水肿，缓解痉挛改善微循环等，其中温针的效果明显高于对照（优点类似红外激光穴位照射），小针刀可以剥离神经根的粘连。

（6）药物治疗：包括中药、西药、局部药物治疗等，主要也是消炎镇痛，改善血循环，消除粘连，改善营养。中药则是用祛风止痛，散寒祛湿，活血化瘀辨证施治；局部用药则用外敷，膏药、熏蒸和离子导入等。

其他还有运动疗法、封闭疗法、介入疗法、心理疗法、基因疗法、组织工程疗法等各种方法，以上各种疗法都属于保守疗法，如果疗效不佳，才采用手术治疗。手术治疗一般用微创激光手术或介入手术，辅以上述保守疗法也可综合治疗取得最佳的效果。这是因为腰椎间盘突出症的病因比较复杂，采取综合治疗才能弥补单一疗法的不足。

广州军区总医院王育庆等报道，用半导体激光照射加推拿手法和单纯推拿手法分别治疗 59 例和 58 例腰椎间盘突出症患者。激光采用 820nm 波长的点状照射，平均输出功率 200mW 功率密度 16w/cm^2，脉冲频率选用 10～20Hz，照射时间为每点 60～90s，并酌情用 46 点束状输出端进行片状照射。该输出端含 6 种波长（660nm、820nm、870nm、880nm、940nm 和 950nm），平均功率密度 75mW/cm^2，照射面积 10cm^2。根据腰腿痛程度进行照射，每日 1 次，每次 10min，10 次为 1 个疗程。推拿手法是运用龙氏手法的摇腿揉腰法，按压相应穴位和阿是穴约 20min，也是每日 1 次，10 次为 1 个疗程，治疗期间停用一切药物和其他疗法。两组患者临床疗效比较见表 3-7 和表 3-8。

表 3-7　两组腰椎间盘突出症患者临床疗效比较

组别	例数	康复	显效	有效	无效	治愈率（%）	总有效率（%）
治疗组	59	20	23	12	4	33.9	93.2
对照组	58	12	16	11	19	20.7	67.2

注：与对照组比较，$P < 0.05$

表 3-8　两组疼痛视觉类比评估法（VAS）治疗前后评分比较（$\bar{x} \pm S$，分）

组别	例数	治疗前	第 10 次	第 20 次
治疗组	59	5.98±0.36	3.09±0.13	0.81±0.23
对照组	58	5.77±0.24	3.99±0.31	2.89±0.49

注：与治疗前比较，$P < 0.05$；与对照组比较，$P < 0.01$

在镇痛方面通常推拿治疗 10 次和 20 次后，疼痛均有明显缓解，但激光加推拿效果更明显（$P < 0.01$）。

最后，半导体激光照射治疗可明显提高椎间盘突出症患者的临床疗效，并对患者的疼痛症状有明显的改善作用。这是由于半导体激光具有快速、高效止痛的作用，其激光输出的波长处于"人体透射效应窗口"内，对组织有很强的穿透能力，有效作用深度可达 7cm；半导体激光的热、光化学、电磁波和机械等效应，与机体生物分子相互作用，对机体产生刺激和调节作用，引起血液循环的改善，促进细胞再生，增进新陈代谢，有效地缓解腰腿部肌肉痉挛及其引起的缺氧状态，使炎症和水肿吸收，还可以使机体内啡肽被激活，组织 5-HT 减少，因而达到止痛效果。

骨性关节炎（OA）

骨性关节炎又名退行性关节病或退行性骨关节炎，是一种常见的老年人关节病。据调查，我国人群中膝关节骨性关节炎患病率为 9.56%，60 岁以上者达 78.5%。

骨性关节炎是一种慢性关节疾病，它的主要改变是关节软骨面的退行性变和继发性的骨质增生。主要表现是关节疼痛和活动不灵活，X 线表现关节间隙变窄、软骨下骨质微密、骨小梁断裂，有硬化和囊样变，关节边缘有唇样增生，后期骨端变形，关节面凹凸不平，关节内软骨剥落，骨质碎裂进入关节，形成关节内游离体，受累关节往往伴有压痛，骨性摩擦音，少数患者有畸形。

本病发病的原因与下列因素有关，如肥胖、骨质疏松、外伤和遗传因素等。

1992 年世界卫生组织（WHO）专家组将骨性关节炎（OA）

定义为：发生在滑膜关节的一种发展缓慢的，以局部关节软骨破坏，并伴有疼痛为主要症状，好发于膝、髋和脊柱关节，又以膝关节最常受累。据 WHO 估计，目前全球人口中 10% 的医疗行为与 OA 有关。在发达国家，膝骨性关节炎（KOA）分别是引起女性第四位和男性第八位劳动能力丧失的主要原因，KOA 发病率高的主要原因是因为膝关节要承受人体 80% 的重量，是人平地行走时体重的 4 倍，上下楼梯时，膝关节承受的力是体重的 17 倍。据上海地区调查表明，40 岁以上中老年人中有临床症状的 KOA 患病率高达 17.5%，因此，KOA 的治疗研究受到国内外研究人员的重视。

目前，KOA 的治疗方法包括非手术治疗（如药物治疗、物理治疗）和外科手术治疗。而物理因子是物理治疗中的一个重要组成部分，目前除电疗以外，弱激光的治疗也日益增加，现将药物治疗方法简述如下。

1. 透明质酸钠　关节腔内注射，它为关节腔滑液的主要成分，在关节起到润滑作用，减少组织内摩擦，每次 25mg，每周 1 次，连续 5 周。

2. 氨基葡萄糖　为构成关节软骨基质中聚氨基葡萄糖（GS），是蛋白多糖的最重要单糖，正常人可以合成 GS，但骨性关节炎患者 GS 合成受阻，导致软骨基质软化并失去弹性，胶原纤维结构破坏，软骨表面腔隙增多，使骨骼磨损及破坏。氨基葡萄糖可阻断骨关节的发病机制，促进软骨细胞的合成具有正常结构的蛋白多糖，并抑制损伤组织和软骨的酶（如胶原酶、磷脂酶 A_2）的产生；减少软骨细胞的破坏，改善关节活动，缓解关节疼痛，延缓骨关节炎症的病程，口服，每次 250 ～ 500mg，每日 3 次，就餐服用最佳。

3. 非甾体镇痛抗炎药　如布洛芬 200 ～ 400mg，可以缓解关节疼痛和水肿，严重者要进行手术治疗。

由于弱激光的治疗不引起组织和细胞的损伤，但可以产生明显的生物刺激作用，如促进组织修复、消炎镇痛、降低神经兴奋性、促进酶活性等。

弱激光治疗是否对 KOA 有效呢？Guerino 在研究中发现，在化学诱导形成的 KOA 模型的急性期，使用 633nm 的弱激光可抑制膝关节软骨炎症细胞的增殖和扩散，缩短炎症过程，减轻炎症程度。Castano 等报道 810nm 的弱激光在化学诱导的 KOA 急性期，能减轻受累膝关节的肿胀情况，并有效降低血清中前列腺素 2 的水平。以上两组均显示有炎症抑制作用；而且关节软骨糜烂情况也比对照组要轻；而且在下肢屈曲固定 1 周形成的 KOA 模型中，弱激光照射后，关节软骨表面更光滑、平整、软骨厚度更大，显示弱激光的治疗对关节软骨有一定的保护作用，证明弱激光照射可以抑制炎症、减轻关节肿胀，保护受累关节软骨的作用。

在临床治疗上，Ali 等进行的随机双盲对照研究表明，平均病程为 55~72 个月的 KOA 患者，经 902nm 激光治疗后，其直腿抬高练习后，其静息痛、活动痛和对照组均有明显缓解。但 Yurtkuran 报道用 904nm 激光穴位照射仅改善关节肿胀情况而未能缓解活动痛。

患者运动功能是否有改善也是一个研究重点，Ali 等研究证明，弱激光照射能改善膝关节主动屈曲范围，改善无痛下连续步行时间和距离，降低 WOMAC 量表评定积分，但也有学者报道，其运动功能无改善。

以上的结果不一致、和疾病的病程长短和激光治疗的功率大小、治疗时间长短、照射距离和治疗病例样本量大小有关系。

【文献 1】北京中医药大学王岩报道，用奇正消痛贴膏配合半导体激光照射膝骨性关节炎，其膝关节疼痛、肿胀及功能改善。有效（总有效率94.4%）明显优于单纯用半导体激光照射的对照组（总有效率83.3%），两组比较差异有统计学意义（$P < 0.05$）。

【文献2】首都医科大学附属复兴医院，将115例膝关节骨关节炎患者随机分为治疗组65例和对照组50例给予半导体激光治疗。结果显示，治疗组有效率为90.8%，高于对照组的40.0%，差异有统计学意义（$P < 0.01$）。治疗中将扶他林先涂于患处，然后用810nm半导体激光进行患处照射，每日1次，每次10min，10d为1个疗程，共2个疗程，两组临床疗效对比见表3-9。

表3-9　两组临床疗效比较（%）

组别	例数	治愈（%）	显效（%）	好转（%）	无效（%）	有效率（%）
治疗组	65	11（16.9）	18（27.7）	30（46.2）	6（9.2）	90.8
对照组	50	0	6（12.0）	14（28.0）	30（60.0）	40.0

注：与对照组比较，$P < 0.01$

激光能抑制损伤软骨酶的产生，还可以抑制炎症和镇痛，使交感神经兴奋，血流速度加快，改善局部营养，改善组织中乳酸代谢，降低消除神经末梢组织水肿。

膝关节的骨性关节病的激光治疗，可以局部照射，每次10min，每日1次，10次1个疗程。也可以进行穴位照射，常取梁丘穴、膝眼穴（双）、阳陵泉穴、委中穴、每穴3～5min，10～15次为1个疗程。

最近美国BioTech Medics公司首席执行官凯恩·休瑟公布采用810nm、830nm或904nm的激光可以考虑用于治疗关节炎患者，作为关节炎药物罗非昔布（Vioxx）的一种替代疗法。在挪威的临床试验中证明无任何不良反应。这是由于罗非昔布和瑞士诺华公司生产的消炎止痛药氯美昔布（Prexige）均已暂停出售，由于使用 NSAIDS 止痛药导致英国每年就有 2000 人死亡，英国 850 万骨性关节炎患者中有人长期服用这种药。"挪威健康技术评价报告"指出，选用 810～830nm 激光，能量＞2.5J，或 904nm 激光，能量＞0.6J，至少照射 3 点，激光疗法的有效性是 NSAIDS 的 2 倍以上。该疗法现已被挪威药物署列入治疗膝骨性关节炎的名单中，而且在美国也被列入医疗保险费用范围，而且费用比用药低得多。

【文献 3】山东省邹城市中医院报道，用关节腔注射玻璃酸钠结合痛点激光照射治疗膝骨性关节炎，共治疗 98 例患者。在关节腔内注射施沛特 2ml（含玻璃酸钠 20mg）每周 1 次，5 周为一个疗程。再用 810nm 半导体激光痛点照射[痛点多发生在股四头肌肌腱，膝关节内侧的胫侧副韧带与股骨内上髁的附着部，膝内侧的鹅足滑囊，膝外侧副韧带起点即股骨外上髁，及止点（腓骨小头）]光斑直径 5mm，照射痛点不超过 8 个，照射功率 200～350nm，每点照射 7min，每日 1 次，每周 5 次。

治疗结果采用视觉模拟评分法 VAS 记录疼痛评分情况。

治疗前疼痛程度 VAS 平均为（7.12±0.80）分，疼痛平均于治疗后（30.85±3.93）d 消失。治疗前 58 例患者膝关节有晨僵，治疗前平均晨僵时间（8.43±3.53）min，在治疗后晨僵消失或明显缓解时间（26.05±4.96）d，自觉症状评价情况见表 3-10。5 周后改善率为 100%，51 例随访患者 6 个月未复发。

表 3-10　　患者自觉症状评价（n=98）

评估时间	非常好	好	稍好	无变化	改善率（%）
1 周后	8	13	51	26	21.4
2 周后	22	34	40	25	7.4
3 周后	41	42	15	0	84.7
4 周后	46	47	5	0	94.9
5 周后	29	22	0	0	100

注：5 周后即治疗结束后 1 周，复诊患者为 51 人

玻璃酸钠是构成关节软骨和滑液的主要成分，主是由滑膜细胞和单核巨噬细胞合成，关节腔滑液中玻璃酸钠赋予滑液高度的黏弹性和润滑作用，具有吸收应力和减轻组织间摩擦功能。研究表明，玻璃酸钠可阻止软骨发生退行性变，对已造成病变的关节具有促进修复的作用。

而半导体激光则具有止痛、消炎、修复损伤组织、提高免疫力等作用，所以两者结合治疗，具有非常好的疗效。

膝髌下脂肪垫炎

膝髌下脂肪垫炎是引起膝关节疼痛的常见病损之一，髌下脂肪垫充填于髌骨、股骨髁下部，胫骨髁前上缘及髌韧带之间，位于髌韧带的后面结合疏松，与髌缘紧密结合，当慢性损伤，脂肪垫夹挤和撞击可以引起脂肪的炎症和增生，在炎症的发生、发展和疼痛形成过程中，炎性因子（如 IL-I、IL-6 和 TNF）以及神经肽（如 P 物质）发挥了重要作用。

在临床上常表现上下楼梯或下蹲痛、跛行、膝关节畏寒肿

胀、关节绞锁、髌骨压痛、侧副韧带压痛、关节活动度减少、股四头肌萎缩等症状，X线或MRI显示髌骨高位、倾斜、外移、髌骨关节变窄、关节积液等表现。MRI则可直接显示髌骨、髌骨软骨、髌后及髌下脂肪垫及周围软组织的形态，结构及有无损害和炎症等。

【文献】解放军304医院黄飞龙等，对30例膝髌下脂肪垫炎进行半导体激光照射再加上康复综合训练作为综合治疗组，用26例单纯半导体激光治疗作为对照组，经过5d治疗后，两组患者疼痛均得到明显缓解（$P < 0.05$），综合治疗组有效率达91.4%，而对照组则为70%，治疗组疗效明显高于对照组（$P < 0.01$），证明半导体激光对髌下脂肪垫炎的疗效良好，如加入康复训练，治疗效果则更好。

治疗结果如下。

（1）综合治疗组：①半导体激光对痛点、肌腱在髌周附着点、髌骨后和（或）髌骨下段进行接触式照射，皮肤点用小光斑照射，用80mW，每点6min；髌下或髌后则用激光从侧方照射，用大功率1200mW，时间1min，每日1次，5次为1个疗程。②康复训练时，可进行直腿抬高训练和双膝加压，持续6~8s，每次10~15min，每日2~3次。

（2）对照组：应用激光对疼痛点进行照射。

2组患者进行痛点、压痛点进行激光照射，3d治疗后患者开始缓解，5d后明显缓解，疼痛VAS评分下降明显，膝关节活动明显改善，单纯激光治疗组总有效率为70%，综合治疗组则达到91.4%（表3-11和表3-12）。

表3-11　治疗组与对照组疗效比较

组别	总髌数（n）	治愈		显效		有效		无效		总有效率（%）
		例	%	例	%	例	%	例	%	
对照组	30	5	16.7	12	40	4	13.3	9	30	70
治疗组	35	17	48.6	11	31.4	4	11.4	3	8.6	91.4

注：两组总有效率比较，$P < 0.01$

表3-12　两组治疗前、后疼痛 VAS 评分比较

组别	治疗前	治疗 3d 后	治疗 5d 后
治疗组	6.2 ± 0.67	$3.9\pm1.31^{*}$	$1.9\pm0.63^{*}$
对照组	7.9 ± 0.80	$5.5\pm1.46^{**}$	$2.5\pm0.6^{**}$

注：治疗前后配对检验，$*P < 0.05$；$**P < 0.01$

激光治疗可以消炎、止痛、改善关节功能，在此基础上进行康复训练可以调整内、外软组织的动、静平衡，特别是训练股内侧肌，使疗效更好，达到好、快、稳定和持续的效果。

颈肩背（腰）痛综合征

颈肩背痛综合征多由颈椎病、颈部神经长压、颈部肌筋膜炎所引起，该病在长期保持一姿势工作的人群中越来越多。由于姿势的原因造成颈肩腰部肌肉、筋膜紧张，使肌肉筋膜长期处于一种疲惫状态，就会造成被牵拉肌肉缺血，产生代谢产物，使肌肉筋膜产生无菌性炎症、水肿和渗出等。久而久之，则发生肌肉筋膜的粘连及纤维性变，遇到气候变化和劳累后加重。

颈肩背（腰）痛综合征在中医属于痹证范围，痹证则由于

正气不足，感受风寒、湿、热之邪，而致肌肉、关节酸、痛、麻木和活动障碍等症状，使局部经络不通，气血瘀滞，所以在治疗上应祛风散寒除湿、活血通络为主。

【文献】河南济源市人民医院苏玉新报道用水针综合半导体激光治疗颈肩背痛综合征 52 例患者，取得很好效果。

治疗中用维生素 B_{12} 1ml，复方当归注射液 2ml 和盐酸利多卡因 1ml，加上注射用水 1ml，注射压痛最明显之处（或阳性反应物）和大椎、风池、大杼、肩井、天宗、膈俞穴位，隔日一次，5 次为 1 个疗程。然后用半导体激光照射压痛点和穴位，每次 3～6 个穴位，每点 3min，每日 1 次，10 次为 1 个疗程，输出功率为 200～500mW，输出量以患者有明显的温热感为宜。

治疗结果：52 例中，痊愈 15 例（29%）；显效 17 例（32%）；有效 18 例（35%）；无效 2 例（4%），总有效率 96%。

典型病例：女，46 岁，医生，患者反复肩背酸痛 6 年，1 天前，在手术台上连续工作 5h 后，症状加重，口服止痛药无效。

检查：颈部左转受限，颈肌紧张，活动受限，肩背部广泛压痛，斜方肌上缘压痛最明显，"条索状筋束"双肩胛内压痛明显，诊断为颈肩背综合征，经一个疗程治疗疼痛消失，压痛不明显，活动自如，至今未复发。

由于半导体激光具有快速、高效解痉止痛的作用，而 8l0nm 波长为"人体透射效窗口"，对肌肉组织有很强的穿透能力（有效作用深度达 7cm）。由于它对机体的刺激和调节作用，改善血液循坏，促进细胞再生，增进代谢过程，有效地解除肩周部肌肉痉挛，恢复了由于痉挛造成的缺氧状态，从而使炎症吸收和水肿消退。另外，由于激光作用下，产生内腓肽，而且在局部组织的 5-HT 含量降低，产生镇痛效应。半导体激光的微热作用也降低神经的兴奋性而达到镇痛效应。半导体激光还可以增加细胞能量，使具有高能键的 ATP 变成 ADP，改善肌肉能量代谢，从而提高痛阈，松弛肌肉，缓解肩关节部僵硬，通筋活血作用，从而快速高效地解痉止痛，使肩关节周围肌肉组织损伤得以恢复，使症状减轻或消失，证明激光治疗的效果较好。

也有单独用 810nm 激光，输出功率 400～500mW，照射患侧喙突、肩下三角肌、冈上窝、冈下窝、肱二头肌止点等压痛点，每日一次，每次 5～10min，7d 为 1 个疗程，也有好的治疗效果。

肩关节周围炎

简称肩周炎，是肩关节周围肌肉、韧带、肌腱、滑囊、关节囊等软组织损伤，退变而引起的关节囊和关节周围软组织的一种慢性无菌性炎症，其发病年龄大多在 40 岁以上，女性发病略高于男性。本病又称为"五十肩"是因为 50 岁左右发病较多之故。中医也称之为"漏肩风""冻结肩"等。肩周炎的左肩发病较多，发病时以肩关节疼痛为主，先是肩部某一处痛，与动作姿势有明显关系，随病程延长，疼痛范围扩大，并牵涉到上臂中段，同时伴有肩关节活动受限，如欲增大活动范围，则可出现剧烈疼痛，严重时患者不能梳头、洗脸和扣腰带，夜间因翻身移动肩部而痛醒，时间长了甚至可以出现肌肉萎缩，出现粘连和挛缩，尤其以外展、上举、背伸时更为明显，甚至肩关节失去活动能力。肩关节周围可触到明显的压痛点，压痛多在肱二头肌长头腱沟、肩峰下滑囊、喙突、冈上肌附着点等处。

本病的病因，主要是中老年人软组织退行病变，其中对各种外力的承受能力减弱是基本因素，再加上长期过度活动，姿势不良或肩部急慢性挫伤牵拉、伤后因治疗不当而引起。

另外，颈椎病、心、肺、胆道疾病也可以发生肩部牵涉痛。

在肩周炎晚期 X 线检查，可见肩部软组织钙化斑影，部分病例可见大结节骨质增生和骨赘形成等，在肩锁关节可见骨质疏松、关节端增生或形成骨赘或关节间隙变窄等。

肩周炎是慢性病，能逐渐好转而痊愈，治疗是以止痛、功能锻炼、促进关节功能恢复为原则，激光、理疗、热敷、按摩和推拿均可以帮助止痛，促进肩关节活动范围增加，也可以进行激素（如泼尼松龙）进行局部封闭。

半导体弱激光的局部治疗，如 810nm 的 400～500mW 的半导体激光治疗，有明显的止痛和促进血循环，改善局部组织的营养状态，促进肩关节的活动范围的疗效，加上局部锻炼，取得明显治疗效果。

【文献1】广州军区总医院王育庆等报道，对 89 例肩周炎患者随机分为半导体激光治疗组 45 例和对照组 44 例（用电针治疗和推拿理筋复位手法治疗）。

激光波长为 820nm，平均输出功率为 200mW，功率密度 16W/cm^2，脉冲频率选用 10～20Hz，每点照射时间 60～90s，并酌情加用 46 点束式输出端进行片状照射，输出端含 6 种激光（660nm、820nm、870nm、880nm、940nm 和 950nm），平均功率密度为 75mW/cm^2，照射面积 10cm^2。根据肩周炎疼痛情况，照射痛点照射，每个点治疗 10min，每日 1 次，10 次为 1 个疗程，疗程间隔 2d，治疗 2 个疗程，治疗结果见表 3-13。

表3-13　两组肩周炎患者临床疗效比较

组别	例数	康复	显效	有效	无效	治愈率(%)	总有效率(%)
治疗组	45	25	17	3	0	55.6	100
对照组	44	17	16	8	3	38.6	93.2

从表3-13可见，两组治愈率与总有效率比较，差异有显著性意义（$P < 0.05$）。通过对89例肩周炎患者治疗疗效对比，证明激光治疗效果较好。

【文献2】湖北仙桃市第一人民医院陈波等报道，共治疗126例肩周炎患者，其中针刺结合半导体激光治疗66例，对照组（推拿手法）60例。激光组针刺穴位为天宗、肩髃、臂臑、曲池、外关、合谷，采用平补平泻手法，留针30min，半导体激光采用500nm探头照射肩关节，每次20min，治疗效果对比见表3-14。

表3-14　治疗组与对照组疗效比较

组别	例数	痊愈	显效	有效	无效	痊愈率（%）	总有效率（%）
治疗组	66	35	22	7	2	57（86.36）	64（96.97）
对照组	60	23	17	15	5	40（66.67）	55（91.67）

注：两组痊愈率经 χ^2 检验，疗效有显著差别（$\chi^2=6.88$，$P < 0.01$）

表3-14说明针刺结合半导体激光治疗组痊愈率明显优于对照组（推拿手法治疗），两组总有效率比较无显著差别（$\chi^2=1.68$，$P > 0.05$）。

【文献3】武警安徽省总队医院沈玲，采用830nm半导体激光，输出功率0～500mW，连续可调，对10例肩关节周围炎进行穴位照射，选用阿是穴、肩内陵、天宗、肩贞、外关等穴位，每次选 3～4 个穴位，功率为 300～500mW，以患者能够耐受最大强度为最终功率，每穴 3～5min，每日 1 次，5～10 次为 1 个疗程，病程长者可重复治疗，2 个疗程之间休息 4d。经 5～10d 治疗，治愈 8 例，有效 2 例，有效率 100%。

典型病例：患者，女，39 岁。2006 年 1 月 5 日就诊，主诉有肩关节疼痛 1 年，上举、外展、后伸内旋均受限制，曾用药物治疗效果不佳，近日疼痛加重，活动受限，不能脱衣服，诊断为肩周炎，给予半导体激光治疗。将激光探头垂直置于痛点皮肤上并辅以肩峰、肩井、肩贞、天宗、外关交替照射，每次取穴 4 个，每穴 5min，每日 1 次，功率 400～450mW，无针刺感为最佳，照射 5 次，自觉症状改善，治疗 10 次，症状完全改善，穿脱衣服自如，随访 3 个月，无复发。

外伤性斜颈（落枕）

又称为颈部软组织损伤，颈强直，落枕。大多数在工作和日常生活中，头颈突然扭闪，肌肉无准备地强烈收缩或牵拉，致颈肌纤维或韧带等组织发生撕裂所致，有时患者在晨起时发生（称为落枕），或是在乘坐高速行驶的汽车中突然刹车而使颈椎迅速前后摆动所致，临床上患者多出现颈部疼痛和活动受限，严重者疼痛如刀割或撕裂样，常为单侧性，有时放射到头、背和上肢，活动时可以加重疼痛，以致转头时两肩上随之而动。检查：斜方肌处有明显压痛，压痛点可以有多个，局部组织轻度肿胀，患者头部经偏向一侧，所以称为"外伤性斜颈"。在治疗上可以局部外敷膏药、理疗、针灸、推拿和痛点的局部氢化可的松封闭。

810nm 激光，功率 300～400mW，直接照射压痛点处，辅以风池、天柱、肩中俞、外关、后溪等穴，每次 5～10min，每日 1 次，3～5d 为 1 个疗程。

【文献】广州军区总医院吕晓宇等报道用半导体激光颈部照射并颈部正骨推拿治疗外伤性斜颈 30 例，对照组 28 例单纯做颈部正骨推拿。

（1）治疗组：采用 820nm 波长激光点状照射，平均输出功率 200mW，功率密度为 16W/cm²，脉冲频率为 10～20Hz，每点照射时间 60～90s，并酌情用 46 点束式进行片状照射，该输出端含 6 种波长（660nm、820nm、870nm、880nm、940nm、950nm），平均功率密度 75mW/cm²，照射面积 10cm²，每日 1 次，每次照射 3～5min，10 次为 1 个疗程。辅以进行颈部正骨推拿法。

（2）对照组：单纯用颈部正骨推拿法，每日 1 次，10 次为 1 个疗程。

结果表明，治疗组有效率为 96.7%，对照组有效率为 86.1%，两组比较差异显著，（$P < 0.05$），故认为半导体激光照射治疗外伤性斜颈可明显提高疗效。

肱骨外上髁炎

又称网球肘，是指手肘外侧肌腱外侧发炎、疼痛，患者会在用力握物或提举重物时感到肘外部疼痛，这主要是由于急慢性损伤引起附着点肱骨外上髁肌群无菌性炎症，或局部滑膜增厚、滑囊炎引起的。

患者肘痛多数起病缓慢，初期只有肘关节外侧轻微疼痛，疼痛可以向上向下放射；手不能持重物，提壶、拧毛巾也都可使疼痛加重。一般在肱骨外上髁处有压痛，有时压痛可向下放射，有时甚至在伸肌腱上也有轻压痛及活动痛。

好发于打网球、羽毛球、棒球，刷油漆、划船、洗衣服、用锤子和螺丝刀等均可以发生网球肘。中老年人因年龄关系，肌纤维退变、老化，损伤后往往不能很快恢复。90% 的患者可以通过非手术治疗得以恢复，如用 810nm 激光照射曲池穴和阿是穴也可取得好的效果。

【文献 1】解放军 404 医院冯方军等报道，用 810nm 半导体激光治疗 30 例网球肘患者，输出功率以 200mW，照射阿是穴、曲池、肘髎；以 500mW 照射手三里、合谷穴，每穴位照射 3min，每日 1 次，7d 为 1 个疗程。

治疗结果：治愈 20 例，显效 5 例，好转 3 例，无效 2 例，总有效率为 93.3%。

激光治疗可以促进局部血液循环，促进炎性渗出物的吸收，减轻损伤组织部位末梢神经的化学和机械刺激，产生消炎镇痛作用。故 810nm 激光穴位照射疗效确切，疗程短，无痛、安全、无不良反应，操作简便，易于操作。

【文献 2】河南洛阳中心医院王绪畅报道用超短波加半导体激光治疗机（波长 810nm，功率 0～500mW，连续可调，光束 0.3mm），以痛点照射 15～20min，每日 1 次，10 次为 1 个疗程，共治疗 86 例。其中治愈 45 例，占 52.3%；显效 23 例，占 26.7%；好转 18 例，占 21.0%；无效 0 例，总有效率 100%。而对照组则单纯用超短波治疗，结果在 54 例患者中 9 例痊愈，占 16.7%；显效 14 例，占 25.9%；有效 15 例，占 27.8%；无效 16 例，占 29.6%，总的有效率 72.2%。两者比较 $P > 0.001$，有显著性差别，而治愈率与对照组比较，统计学处理后 $P > 0.001$，也有非常显著性差异，治疗组明显优于对照组。

半导体激光治疗，由于其穿透力很强，可直接作用于人体深部组织和穴位，缓解肌肉紧张，降低 5- 羟色胺含量等致痛物质，从而产生镇痛作用，尤其是对疼痛早期止痛效果更为明显，因此是一种好的治疗方法。

腕管综合征

又称迟发性正中神经麻痹，是较常见的外周神经卡压综合征，是由于正中神经在腕部受到压迫而表现出以手部麻痛，桡侧三指感觉改变和鱼际肌萎缩三大症状及夜间痛醒更为典型特征，因起病缓慢、易被误诊为颈椎病，如不及时治疗可导致手残。

从 1853 年 Paget 首先报道第 1 例腕管综合征以来，现已成为常见病，其发病率为 99/10 万，在特殊职业中发病率更高，可达 17%～61%。患者以中年人居多，女性发病率明显高于男性（14～16∶1），妇女占 65%～75%。50% 以上的患者表现为双侧。

腕管综合征病因多种，至今尚不清楚，在正常情况下腕管被肌腱和正中神经填满，当任何原因造成腕管容量减少和内容物体积增长、增多，可导致正中神经受压。最常见的是慢性损伤，如反复用手操作者，如秘书、炊事员、木工、漆工和家庭妇女等。在手活动中，指屈肌腱和正中神经长期与腕横韧带来回摩擦，引起肌腱、滑膜和神经慢性损伤，导致大量肌腱、滑膜的损伤性水肿，腕横韧带增厚而使腕管内容物体积增大，管腔狭窄、压迫正中神经。还有比较常见的外伤，如腕骨、掌骨骨折、脱位，Colle 骨折固定后造成急性软组织水肿和局部出血、血肿等，从而压迫正中神经。比较少见的是内分泌障碍引起的疾病，如糖尿病、甲状腺功能低下、胶原性疾病以及妇女闭经、妊娠后期、哺乳期等。占位性病变，如脂肪瘤、血管瘤、神经瘤长压正中神经也可以引起腕管综合征。

在腕管综合征治疗中，除手术治疗外，用保守疗法，如物理疗法、激素注射、药物疗法，70% 轻、中型症状患者经治疗后均会改善。激光针灸疗法也是保守治疗方法之一，据报道也有很好的疗效。

【文献】广州中医药大学张璨云报道用激光针灸治疗腕管综合征取得好的效果。治疗中将轻至中度腕管综合征患者 60 例，随机分为激光针灸组和伪激光针灸组，每组各 30 例。

（1）治疗组（激光组）：取穴内关、大陵穴，用 150mW，810nm 红外激光照射穴位，每穴 5min，共 10min。

（2）对照组（伪激光组）：取穴内关、大陵穴以红光闪烁直接照射患者穴位，每穴 5min，共 10min。

两组均为每周 5 次，4 周为 1 个疗程。治疗一个疗程后进行综合评价。结果证明，治疗后，激光组患者常见症状如疼痛、麻木、笨拙、夜间觉醒等均有明显改善，而且运动神经传导的潜伏期也有非常显著的改善；而伪激光组治疗后，各项指标也有改善，但与激光组进行比较有显著差别，说明激光针灸的治疗效果优于伪激光针灸组，激光针灸无痛、无菌、安全、易控制等，比传统针灸更有优势，故可以作为辅助治疗。

足底筋膜炎

足底筋膜炎最常见的症状就是脚跟疼痛和不适。一般而言，疼痛在早晨起床的第一步最为明显，这主要是经过一晚上的休息足底筋膜不再负重，会处在较为缩短的状态，因而当早晨下床踩地时会对足底筋膜产生较大的牵扯，进而引起疼痛，但走一段时间，足底筋膜会变得轻松，症状得以缓解。X线检查可见跟骨处有骨刺，但骨刺和足底筋膜炎无绝对关系。

足底跟底有明显压痛，其发生原因与穿高跟鞋或平底鞋、走路及爬楼梯的次数过多或长时间站立有关，另外也和肥胖（体重增加）有关。治疗可用局部注射类固醇，或小针刀治疗及理疗均可以改善足跟的疼痛，但治疗效果均不如半导体激光。用半导体激光加超短波治疗和单纯用超短波治疗作比较，和用半导体激光治疗与小针刀治疗作比较，均说明半导体激光的疗效更好。

【文献1】广州军区总医院吕晓宇等报道，用半导体激光并超短波治疗足底筋膜炎43例作为治疗组，而单纯超短波治疗40例作为对照组。结果显示，治疗组有效率为88.4%，对照组有效率为72.5%，两组比较差异显著（$P < 0.05$），说明半导体激光治疗足底筋膜炎可明显提高疗效。

（1）治疗组：半导体激光并超短波。激光采用46点束式输出端进行片状照射，输出端含有6种波长（660nm、820nm、870nm、880nm、940nm和950nm），平均功率密度75mW/cm^2，照射面积为10cm^2，照射足底痛区，每日1次，每次5min。超短波则用频率40.68mHz，波长7.374m，将电波板（300cm）斜置于足底痛区，微热量，每次20min，每日1次。

（2）对照组：单纯采用超短波治疗，方法同上。

两组10次为1个疗程，治疗2个疗程评定疗效，治疗期间停用所有药物和其他治疗。2组治疗结果对比见表3-15。

表 3-15   两组疗效比较

组别	例数	痊愈	显效	好转	无效
治疗组	43	23	15	2	3
对照组	40	16	13	6	5

吕晓宇等认为，半导体激光对机体组织具有很强的穿透能力，具有热、光化学、电磁波和机械等综合效应，对机体产生刺激和调节作用，从而改善足跟部的血液循环，使局部组织血管扩张，恢复由足底软组织痉挛造成的缺氧状态，从而促进炎症吸收，而且使机体内腓肽被激活，脑内神经递质水平发生改变，使损伤局部释放 P 物质及降低 5- 羟色胺含量，起到止痛作用。超短波对炎症也有消炎、止痛、促进炎性渗出物吸收、增强与血管再生有关的酶，如一氧化氮合酶等，促进新的血管形成，进一步促进局部软组织愈合。

【文献 2】广州军区总医院王育庆等报道，半导体激光对跟骨痛患者疼痛症状有明显改善作用。他们将 72 例跟骨痛患者分为激光治疗组（半导体激光结合针刀）37 例和对照组（小针刀）35 例。治疗结果表明，20 次半导体激光治疗后，治疗组总有效率高于对照组（94.6%：85.7%，$P < 0.01$）（表 3-16）。疼痛视觉类比评估法（VAS）治疗前后比较，在镇痛方面，两组在治疗 10 次和 20 次后，疼痛较治疗前均有较为明显缓解（3.38 ± 0.27，$0.80+0.12$，6.40 ± 0.47，3.99 ± 0.38，2.89 ± 0.23，5.99 ± 0.38），治疗第 20 次后治疗组较对照组评分明显降低（0.80 ± 0.12，2.89 ± 0.23，$P < 0.01$）。结果证明半导体激光结合小针刀治疗跟痛症有明显疗效，并对患者的疼痛症状有明显的改善作用，较常规小针刀治疗更有效。

表 3-16　两组跟痛症患者临床疗效比较

组别	例数	康复	显效	有效	无效	治愈率（%）	总有效率（%）
治疗组	37	19	12	4	2	51.4	94.6
对照组	35	9	13	8	5	25.7	85.7

注：和对照组比较，$P < 0.05$

患者治疗前半导体激光治疗组与针刀组对照组评分经 t 检验，差异无显著性意义（$P > 0.05$），治疗后评分分值差异有非常显著意义（$P < 0.01$），治疗后脚跟功能均有明显改善，半导体激光照射治疗组跟痛症功能改善优于对照组。治疗组与对照组总有效率比较，差别有显著性意义（$P < 0.05$），表明治疗组有效率高于对照组，说明半导体激光结合针刀较单纯针刀有更好的疗效。两组镇痛效果比较见表 3-17。

表 3-17　两组疼痛视觉类比评估法（VAS）治疗前后评分比较

组别	例数	治疗前	第 10 次	第 20 次
治疗组	36	6.40±0.47	3.38±0.27	0.80±0.12
对照组	35	5.99±0.38	3.99±0.38	2.89±0.23

注：与治疗前比较，$P < 0.05$；与对照组比较 $P < 0.01$

在镇痛方面，半导体激光照射治疗 10 次和 20 次后，疼痛均有缓解，治疗组则较为明显优势（$P < 0.01$）。

典型病例：霍某，男，51 岁。2005 年 8 月 20 日初诊，左足跟痛反复发作 1 年，劳累及久行后加重，前脚掌着地走跛行。查：右足跟压痛（＋）余未见异常。X 线跟骨骨刺形成。右足跟行针刀痛处疏通剥离，局部用 1% 利多卡因 5ml，曲安奈德 10mg，复合维生素 B 2ml 封闭，治疗 2 次，并半导体激光照射 20 次，症状消失，右足跟无疼痛，能做正常范围内活动，随访半年无复发。

肋软骨炎

又称为 Tietze 综合征，是肋软骨非特异性炎性病变，病因不明，目前多认为与病毒感染、胸部损伤、过度疲劳或肋软骨钙化等有关。临床症状主要为不明原因的胸壁局限性肿胀、疼痛，多为隐痛、胀痛，咳嗽、深呼吸、上肢活动时加重，病变多发于第 2 肋骨和第 3 肋骨。检查时，可见患者胸壁表面肿胀、隆起，有压痛，皮表正常，无红、热表现。X 线检查和组织学检查多无异常。该病程长短不一，常迁延数个月，甚至数年，治愈后易复发。

超短波治疗是目前该病的常规治疗方法，但治愈率低，起效慢，易反复。

而半导体激光治疗肋软骨炎，取得较好的疗效，其疗程短、治愈率高，安全可靠，无不良反应。

【文献】山东省电力中心医院沈凌等报道对比超短波和镓超坤半导体激光治疗肋软骨炎 94 例，随机分为激光组和超短波组，每组 47 人。治疗时，两组均口服美洛昔康（莫比可）7.5mg 加维生素 E 100mg，每月 1 次。

（1）激光组：用半导体激光垂直紧贴患部压痛处，每日 1 次，每点照射 5～7min，功率 300～500mW，以患者微弱刺激感为最佳，激光输出波长为 830nm。

（2）超短波组：将（15×20）cm 的电极对置以疼痛为中心

的胸背部、微量，每日 1 次，每次 20min。

以上两组 10d 为 1 个疗程，即进行统计。两组治疗结果比较见表 3-18。

表 3-18　超短波与半导体激光治疗结果比较

组别	例数			有效率（%）	治愈率（%）	平均起效时间	平均显效时间
	治愈	显效	无效				
激光组	39	8	0	100.0	83.0	5	2
超短波组	28	17	2	95.7	59.6	8	5

注：与超短波组比较，$P < 0.05$

前列腺炎

前列腺炎是指前列腺特异性和非特异感染所致的急慢性炎症，从而引起全身或局部症状。前列腺炎好发于中老年人，有两个高峰：一是 30－39 岁，占 34.4%；另一是 60－69 岁，占有 36.4%。

前列腺是男性特有的性腺器官，前列腺是人体非常少有的具有内、外双重分泌功能的性分泌腺。对外，前列腺分泌约 2ml 的前列腺液，构成精液的主要成分；对内作为内分泌腺，前列腺分泌的激素称为"前列腺素"。

由于前列腺体的中间有尿道穿过，所以前列腺患病，排尿首先受到影响，如前列腺肥大，则会压迫尿道而引起排尿困难。

前列腺炎发病原因主要是细菌感染，近年来研究证明衣原体和支原体是慢性前列腺炎的主要致病菌，还有人推测可能是尿液原流入前列腺引起的"化学性"前列腺炎。

慢性前列腺炎的大多数患者可见会阴或直肠有疼痛或不适感，疼痛可放射到腰骶部或耻骨、睾丸腹股沟等处，也可能有排尿时灼痛、尿急、尿频、尿滴沥和脓性尿道分泌物，如膀胱颈部水肿可致排尿不畅，尿流变细或中断，严重时有尿潴留，夜尿多，在性功能上可能引起性欲减退、早泄、遗精或阳痿，部分患者有射精痛和血精。慢性前列腺炎也是不孕症原因之一，除以上症状以外，还会引起失眠、多梦、乏力、头晕、情绪低沉和记忆力减退等症状出现。

前列腺炎还常可以引发一些并发症，如急性尿潴留，主要是由于急性前列腺炎引起的局部水肿、充血，压迫尿道而导致排尿困难和急性尿潴留；还可以引起精囊炎、附睾炎或输精管炎；严重的还可导致慢性肾炎，甚至发展成尿毒症。这也是由前列腺增生导致尿液不能排尽出现残余尿，残余尿是细菌最好的繁殖环境，故易造成尿路感染、肾盂肾炎，进而发展成肾炎；前列腺炎患者还易患肿瘤，因正常人前列腺液中含有一种抗癌物质，对抑制肿瘤有作用，当有炎症时这种物质减少，从而引起肿瘤；还易传染给配偶，引起配偶的妇科疾病，如霉菌性、滴虫性、衣原体性阴道炎等。

由于前列腺炎病例中大多数属于感染因素，所以治疗上还是要抗菌消炎，但前列腺解剖结构表面有一层脂质包膜，形成血—前列腺屏障、单纯药物治疗很难进入，所以抗炎症药物效果往往不理想，而 810nm 波长的半导体激光可以穿透体内深度达 7cm，可以直接作用到前列腺内部，改善局部血液循环，消除炎症和水肿，激活免疫系统，故起到治疗效果。治疗方法：用激光探头直接照射会阴部、会阴穴，外加中极关元和气海穴，每穴位 3～5min，5～10 次为 1 个疗程，每天 1 次，治疗剂量以 200～400mW 为宜，以照射部位有温热感即可，功率从小到大逐渐调节，以免过热引起局部烫伤而影响治疗。

腱鞘炎

腱鞘就是套在肌腱外面的双层套管样密闭的滑膜管，是保护肌腱的滑液鞘，它分两层包绕着肌腱，两层之间的空腔，即滑液腔，内有腱鞘滑液，内层与肌腱紧密相联，外层衬于腱纤维鞘里面，共同与骨面结合，具有固定、保护和润滑肌腱，使其免受摩擦或压迫的作用。肌腱长期在此过度摩擦，即可发生肌腱和腱鞘的损伤性炎症，引起肿胀，纤维性变，引起内腔狭窄。由于肌腱在腱鞘内活动时，通过的径道狭窄，从而出现疼痛和运动障碍，称为腱鞘炎，若不治愈，可能发展成永久活动不便。

1. 临床症状

（1）疼痛：多数不能明确指出疼痛的部位，只诉关节"别扭"，运动时关节内酸胀或发不出力的感觉，有时感到条带状疼痛。

（2）局部肿胀：发病肌腱会有条索状隆起，程度不一。

（3）功能障碍：发生于上肢手腕部的腱鞘炎多影响患者的发力，发生在足踝部的腱鞘炎，在运动时会感到疼痛而影响动作。

2. 临床治疗

（1）常规治疗：首先要减少引起疾病的手工劳动，局部封闭治疗可使早期腱鞘炎得以缓解，每周 1 次，如无效时则需做腱鞘切开术，术后应早期做屈伸手指活动，防止肌腱粘连。

（2）激光照射腱鞘痛点：可以引起局部血液淋巴循环作

用，加快带走炎症渗出物及致痛物质，促进局部营养供应；可刺激人体免疫调节作用，起到快速消炎作用。

激光照射：可用810nm的半导体激光探头直接照射压痛点以及阳溪、列缺、偏厉、内关、外关、阿是穴，激光输出功率350～500mW，每次照射3～5个点，每个点照射5～10min（以照射部位有温热感或轻微针刺感为好），每日1次，5～10次为1个疗程，视病情决定疗效次数。

（3）典型病例：江苏省昆山蓬朗区卫生服务中心宋伟等报道，用半导体激光照射配合手法治疗桡骨茎突腱鞘炎33例，采用810nm的半导体激光，功率450mW，照射时间10min，每日2次，10次1个疗程，照射部位为桡骨茎突处。手法治疗自肘横纹至腕横纹沿手阳明大肠径循行部位进行，揉按手法3～5min，捏按手三里、上廉、温溜、合谷四穴各1min，10次为1个疗程。

治疗结果表明，经1个疗程治疗，本组33例中治愈28例，好转4例，无效1例，总有效率96%，其中20例随访无复发。

半导体激光具有强力镇痛，减轻末梢神经兴奋性，促进镇痛物质的释放；组织修复，促进肉芽组织生长，快速消炎，促进血液循环，减轻组织水肿，增强免疫力，调节内分泌功能等功效。再配合手法按摩，即可使桡骨茎突腱鞘炎得以治愈。

急性脊髓损伤

在大多数国家，脊髓损伤的发生率为20～40人/百万人，世界上有250万脊髓损伤患者，约有40%为四肢瘫痪患者，60%为截瘫患者。脊髓外伤的主要原因是交通事故（45.4%）、少部分是高空坠落（16.8%）和运动损伤（16.3%）引起的。脊髓损伤除原发性损伤外，更多的是继发性损伤。如何减轻继发性损伤是国际上重点研究的课题，但至今除了在损伤 8h 内给予大剂量甲基泼尼松龙有一定效果外，还没有更好的办法。

而激光具有的生物刺激作用，已被大量的动物实验和临床实践证明。激光照射可以减轻损伤，促进修复，这主要是由于弱激光可以增强损伤细胞活性，促进细胞分裂的生长，激活细胞蛋白的合成与多肽生长因子的分泌，改善局部血液循环，激活过氧化物歧化酶（SOD）降低自由基，刺激线粒体产生更多的三磷腺苷（ATP），为细胞提供能量。

特别是激光对中枢神经系统、神经节和末梢神经系统均有明显的刺激作用，如促进脊髓运动神经细胞的功能，加速轴突再生；促进神经元的代谢，增强神经细胞功能，促进损伤神经功能的恢复。

【文献】第四军医大学夏雷报道，对急性脊髓损伤的大鼠用 810nm 的半导体激光经皮照射，以观察弱激光在 SCIC 脊髓损伤时，早期减轻继发性损伤，促进再生恢复的生物刺激作用。

实验结果证实，①激光照射组与对照组开始无明显差异，但随着时间推移则出现显著性差异，到 14d 作用最明显，说明激光的累积效应。②波长 810nm、功率 150mW 的半导体激光为治疗 SCIC 的最佳参数。③证明弱激光能减轻脊髓损伤后的继发性损伤，缩小损伤的范围，减轻胶质瘢痕，为弱激光临床治疗 SCIC 提供理论依据。

压　疮

压疮又称为压迫性溃疡或褥疮，是患者长期卧床身体局部组织受压，血液循环不良，致使皮肤营养障碍所致的组织缺血性坏死，初期为水疱或褐红色斑，如护理不当，则皮肤出现破损糜烂，向深处扩展，甚至达到肌肉、骨骼，并伴有恶臭气味。压疮不仅给患者带来痛苦，增加经济负担，甚至由于护理不当继发感染而危及生命。

患者血液循环不良，主要是由于外压力大于毛细血管压时，阻断了毛细血管对组织的血流灌注，造成局部组织缺血情况，另外人体本身摩擦力、剪切力发生变动时或者浸浇在潮湿环境中，骨突部位易发生压迫性溃疡，有的患者在2h之内即可发生压迫性溃疡的危险。因此对于压迫性溃疡的防治，成为每一个医务工作者所关心的最大问题。

【文献1】南京大学医学院附属鼓楼医院汤国强等报道用810nm半导体激光治疗压迫性溃疡14例，其治疗结果见表3-19。

表3-19　半导体激光治疗14例压迫性溃疡患者的效果

压迫性溃疡分级	例数	痊愈	显效	好转	无效
Ⅰ	5	4	1	0	0
Ⅱ	4	2	1	1	0
Ⅲ	3	2	1	0	0
Ⅳ	2	0	1	1	0

按照"国际压疮顾问小组法"的分级，压疮分为四级。对不同级的压迫性溃疡采用不同的功率，Ⅰ级压迫性溃疡，功率不宜过大，一般为200～250mW，而对Ⅱ级以上则可用350mW功率照射，照射时间一般为3～5min，每日1次，8次为1个疗程。对于每一个溃疡面，大部分采用3点直接照射法，可使疗程缩短，因此，在临床的显效可达86%。

另外，在进行激光治疗的同时，必须加强患者自身营养，增强患者的抵抗力，则不易加重压迫性溃疡。

【文献2】湖南中医药大学附属二院朱明芳等报道，用半导体激光（650～810nm）照射配合常规九华膏换药，治疗49例，创面49处，其中一期（表面红润破溃）23处，二期（破溃侵蚀到皮下）18例，三期（破溃侵蚀到肌肉）8处。治疗时一般用生理盐水和3%过氧化氢清洗创面后，再用1000mW的激光照射10min，输出激光距创面3cm，每日1次，30d为1个疗程，然后用九华膏纱条外敷包扎。而对照组则在清洗后单独用九华膏纱条外敷，包扎。两组治疗效果，比较见（表3-20和表3-21）。

表3-20　两组结果比较

	例数	治愈	好转	无效	治愈率（%）	有效率（%）
治疗组	49	17	26	6	34.69	87.76
对照组	36	5	15	16	13.89	55.56

注：Z=−3.336，治疗组疗效明显优于对照组，$P = 0.001$

表3-21　两组创面愈合时间比较

	例数	< 10d	10～20d	> 20d
治疗组	17	11	4	2
对照组	5	1	1	3

注：Z=2.082，治疗组治愈时间明显优于对照组，$P = 0.037$

静脉炎

静脉炎是指静脉血管发炎，又称血栓性静脉炎。根据部位不同，静脉炎可分为浅层静脉炎和深层静脉炎，主要是血管内膜增生，管腔变窄，血流缓慢，周围皮肤可呈充血性红斑，伴有水肿。

浅层静脉炎可局部红肿、疼痛，行走时加重，可触及痛性索状硬条或串珠样结节。深层静脉炎患者发病突然，患肢呈凹陷肿胀，皮肤暗红色，有广泛的静脉怒张和曲张以及毛细血管扩张，后期则出现营养障碍性改变，伴有瘀积性皮炎、色素沉着或浅表性溃疡，行走时肿痛加重，静卧后减轻。其致病原因多种多样，其中常见的静脉输入化学药物或机械性直接损伤静脉壁，还有长期静脉曲张血瘀滞导致静脉血管内膜损伤，形成血栓，迅速导致整条静脉壁的炎性反应。

以下两篇报道，就是机械性刺激和化学性药物刺激引起的静脉炎，通过半导体激光照射治疗取得了良好效果。

【文献】湖北省肿瘤医院谢新平报道，用半导体激光治疗PICC 置管后机械性静脉炎 78 例，采用 810nm 半导体激光对炎症局部进行外照射，每个部位 10min，功率 400～500mW，每日 1 次，而对照组（76 例）用金黄散与蜂蜜调成糊状涂于炎症局部。两组疗效比较见表 3-22 和表 3-23。

表 3-22　两组疗效比较

组别	例数	显效	有效	无效	总有效率（%）
治疗组	78	45	31	2	97.44
对照组	76	35	27	14	82.89

$\chi^2=8.76$，$P < 0.01$

表 3-23　两组分级与疗效的关系

组别	Ⅰ级	Ⅱ级	Ⅲ级
治疗组	100（30/30）	100（28/28）	90（18/20）
对照组	93.55（29/31）	84.62（22/26）	57.89（11/19）
χ^2	0.484	2.202	5.267
P	＞ 0.05	＞ 0.05	＜ 0.05

静脉炎是一种浅表血管的炎性病变，常因感染、组织损伤、静脉滴注化学药物刺激引起。据国外报道，PICC 置管中10%～17% 可出现静脉炎。机械性静脉炎主要在置管过程中由于 PICC 导管对血管壁的刺激，使血管收缩及通过静脉瓣和血管绕行部位的阻力干扰，均可导致血管内膜受损并释放组胺、5- 羟色胺、缓激肽，前列腺素及前列环素等炎性介质，这些物质能扩张细小血管，使血管渗透性增加，血液从血管中渗出，形成局部炎性水肿，并产生红、肿、胀痛，炎性区域的代谢产物可刺激局部组织增生形成硬结。

半导体激光可促进免疫功能正常化，可抑制或降低红、肿、胀痛等炎性反应，改善局部血循环，促进致痛物质代谢，抑制疼痛刺激引起的末梢神经冲动，激活脑啡肽以缓解疼痛。另外，半导体激光还可以刺激蛋白质的合成，有利于受损血管的修复，因此，半导体激光治疗 PICC 置管后机械性静脉炎的疗效确切，值得推广应用。

伤口愈合不好和功能恢复

术后伤口不愈合、切口感染、手术伤口破裂是外科术后常见的症状，其发生率达 7% 左右，许多术后感染形成难愈性伤口，创口形成脓性感染，造成经久不愈。

手术伤口愈合不良的主要原因如下。

（1）脂肪液化：术后脂肪组织发生无菌性坏死，形成较多渗液，影响伤口愈合。

（2）全身性因素：年老体弱、恶性病变、糖尿病、贫血等均会影响伤口愈合。

（3）年久老化：老年人血管硬化，血液供应力、组织营养不良，影响伤口愈合。

（4）用药不当：如大剂量应用激素抑制新生毛细血管的形成，成纤维细胞增生及胶原的合成，致使伤口愈合不好。

（5）局部影响：局部伤口感染，有异物，局部血液循环不好。

（6）神经支配受损：自主神经受损时可致局部血液循环障碍。

半导体激光照射治疗促进伤口愈合，是一个好的治疗方法。

【文献1】解放军252医院朱雪辉报道用半导体激光照射治疗手外伤术后感染患者30例，采用近红外激光输出功率500～600mW，每次20min，7～10d为一个疗程。其中22名患者伤肢水肿减轻、渗液减少，5名脓性分泌物减少，9名渗出明显减少，有少许脓性分泌物；30名患者术后7d均未出现过不能忍受的疼痛，治愈率可达89%。

本组30例患者经半导体激光的治疗后，所有患者肿胀、疼痛等症状均消失，功能恢复正常，出院时伤口愈合较好。

【文献2】河北大学附属医院石翠霞报道用半导体激光照射治疗术后切口感染25例（局部换药＋激光照射），另25例做对照组采用外科常规换药，15d后观察两组治疗效果。结果，治疗组治愈率明显高于对照组（$P < 0.05$），且平均治愈时间短于对照组（$P < 0.05$）。

切口感染是术后常见并发症之一，据统计，其发生率为3%～4%，目前临床上除全身支持治疗和抗生素控制感染外，局部多采用常规换药处理，但治疗时间长，感染伤口愈合慢，甚至久治不愈。石翠霞采用加照半导体激光，波长810nm，功率为0～500mW，连续可调，照射前必须清理感染伤口，如血性或脓性分泌物等，以500mW的功率垂直照射感染切口，每次每部位照射10min，照射结束后再换药。采用半导体激光照射感染切口 15d 后，对两组患者的治愈率（表 3-24）和平均治愈时间（表 3-25）进行评定。

表 3-24   两组患者感染切口治愈率比较

组别	例数	感染切口处	治愈	显效	好转	无效	治愈率(%)
对照组	25	27	14	8	5	0	51.85
治疗组	25	28	22	5	1	0	78.57

注：$\chi^2=4.345$，$P < 0.05$

表 3-25   两组患者感染切口平均治愈时间的比较

组别	治愈例数	治愈时间（d）							平均治愈时间 /d
		$1\sim3$	$4\sim5$	$6\sim7$	$8\sim9$	$10\sim11$	$12\sim13$	$14\sim15$	
对照组	14	0	0	1	2	2	3	6	11.57 ± 0.75
治疗组	22	1	2	5	5	4	3	2	6.58 ± 0.90

注：$t = 2.0202$，$P < 0.05$

【文献 3】北京市顺义区中医医院郝明报道用 810nm 半导体激光治疗难愈合的伤口，疗效显著。

典型病例 1. 男，86 岁。因在腹股沟肿物 4d，破溃流脓第 2 天而入院，患者糖尿病史 2 年，入院时血糖为 24.7mmol/L，脑血栓史 3 个月，后侧肢体活动不便，失语，入院后行脓肿切口引流术，脓液 10ml，治疗后 18d，伤口缩小不明显，因而加用 810nm 的半导体激光局部照射，每日 1 次，每次 10min，功率 500mW，光斑直径 ≤ 120mm，治疗 3d 伤口即缩小一半，继续激光治疗 11d，创面愈合出院。

典型病例 2. 女，71 岁。因右髋部红肿、疼痛 20d 而入院，入院前曾行右髋部小针刀治疗，诊为右髋部软组织感染。入院后第 2 天行脓肿切开引流，脓液恶臭，约 400ml，用碘仿纱条引流换药，并加用电磁波局部治疗 30min，每日 1 次，治疗 13d，伤口未见明显缩小。于是加用 810nm 半导体激光照射 10min，每日 1 次，输出功率为 500mW，创面肉芽生长迅速，治愈出院。

【文献 4】中山大学附属二院林琼珠，采用激光波长 810nm 半导体激光对 54 例腹部手术患者不同程度伤口愈合不良进行治疗，输出功率 280～400mW，光斑直径 5.0cm，照射时间 8min，每日 1 次。

结果显示，照射平均次数轻度愈合不良为（8.0±2.8）；中等愈合不良（8.9±1.9）；重度愈合不良为 18，疗效与激光照射次数差异无显著意义（$P > 0.05$），半导体激光对轻度愈合不良伤口的疗效较中重度愈合不良的好，但差异无显著意义（$P > 0.05$）。

研究结果提示，伤口出现轻度愈合不良时即应当积极进行半导体激光治疗，不要等伤口愈合不良加重才开始，否则，激光治疗效果会明显降低。

股骨头坏死

股骨头坏死又称股骨头缺血性坏死，是骨科领域中难治的疾病。股骨头坏死分为创伤性和非创伤性两大类。前者主要由股骨颈骨折、髋关节脱位等髋部外伤引起的，后者在我国的主要原因为皮质类固醇的应用和酗酒。临床症状是以腹股沟和臀部、大腿部位为主的关节痛，髋关节内旋活动受限，X 线表现为股骨头塌陷，不伴关节间隙变窄，股骨头内有分界的硬化带。

股骨头坏死的非手术治疗是用双拐，可有效减轻疼痛；口服消炎止痛药；而物理治疗，包括体外震波、高频电场、高压氧、磁疗等，对缓解疼痛，促进骨修复有益。在物理疗法中，一种新型的半导体激光治疗股骨头坏死，有很好的疗效。

如保守疗法无效，则可采用手术治疗，如股骨头髓芯减压术、截骨术等，一旦晚期则可采用人工关节置换术。

【文献】中国煤矿工人北戴河疗养院关海杰报道用半导体激光治疗股骨头缺血性坏死。用 810nm 半导体激光局部照射时间 480s，14～20d 为 1 个疗程。治疗结果显示，35 例中，痊愈 5 人，显效 19 人，好转 8 人，无效 3 人，总有效率 91.4%。

股骨头缺血性坏死以髋关节疼痛、跛行、功能受限为主要症状，给患者造成很大痛苦。810nm 半导体激光的近红外线波段，可深入组织内部，使髋关节软骨和骨组织有良好的光能量吸收，对机体产生刺激调节作用和消炎、消肿、止痛、消除局部代谢物质和致疼痛因子，调节机体免疫功能，达到松弛肌肉，缓解症状和止痛的目的。所以半导体激光的治疗安全、可靠，有良好的疗效，故可以作为保守治疗的一种新的有效方法。

软组织损伤

软组织损伤是指各种急性外伤或慢性劳损以及风寒湿邪侵袭等原因造成人体的皮肤、皮下浅深筋膜、肌肉、肌腱、腱鞘、关节囊、滑膜囊、椎间盘，周围神经血管等组织的病理损伤，称为软组织损伤。其临床表现为疼痛、肿胀、畸形、功能障碍。软组织损伤主要分为扭伤类、挫伤类、碾压伤 3 类；损伤又分为开放性损伤和闭合性损伤类等。

踝关节扭伤是运动中发生率最高的，发生原因大多是身体失去重心，落地时踩在别人脚上或脚被绊倒时出现，在扭伤时，局部会发生肿胀、疼痛，严重时甚至造成骨折。

当发生扭伤时，首先应注意将弹性绷带将踝关节固定，在伤处外敷冰块，然后再进一步进行其他治疗。半导体激光治疗踝关节扭伤有非常好的效果。

【文献】广州军区总医院吕晓宇报道用半导体激光并超短波治疗 31 例踝关节扭伤，而对照组 26 例则单纯用超短波治疗。结果表明，治疗组有效率为 93.5%，对照组有效率为 77%，两组比较差异显著（$P < 0.05$），故认为半导体激光照射治疗踝关节扭伤可明显提高疗效。

治疗方法如下。

（1）治疗组：采用 6 种波长（660～950nm）的半导体激光，平均输出功率密度 75mW/cm²，照射面积 10cm²，照射踝关节扭伤处，每日 1 次，每次照射 3～5min，10 次为一个疗程。超短波则用波长 7.374m，将左右电极板 300cm² 对置于踝关节，微热量 20min/ 次，每日 1 次，10 次为一个疗程。

（2）对照组：则单纯采用超短波治疗。

两组治疗结果对比见表 3-26。

表 3-26　两组总疗效比较

	例数	痊愈	显效	好转	无效
治疗组	31	18	9	2	2
对照组	26	10	7	3	6

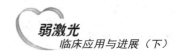

肿　瘤

人体正常代谢过程中，当自由基和被自由基活化的致癌自由基与 DNA 亲核中心结合，引起基因突变或致癌基因被激活而发生癌变，原发生癌和自由基关系更为密切，脂质过氧化的产物丙二醛也可以和核酸发生交联引起突变、肿瘤中 Ca-Zn-SOD 的活性下降，Mn-SOD 活性也下降，而激光照射可升高 SOD，降低活性氧，故起防癌作用。

恶性肿瘤的化疗后，骨髓受抑制，而白细胞下降，使患者不得不放弃治疗，有的患者甚至发生重症感染而致死，而激光治疗可提升白细胞，可以协助治疗癌症。

【文献 1】吉林大学中耳联谊医院毕林涛等，用砷化镓半导体激光穴位照射对肿瘤患者血中性粒细胞 ROS 及 SOD 的影响中，观察 60 例患者，治疗结果表明，砷化镓半导体激光穴位照射后 ROS 水平由 387.12 ± 2.87 降至 374.42 ± 3.10，而 SOD 水平则由 218.80 ± 4.59 升至 279.12 ± 4.13，激光照射前与照射后 ROS 差异无显著意义（$P > 0.05$）；而 SOD 差异有显著意义（$P < 0.05$），证明半导体激光穴位照射可明显提高肿瘤患者 SOD 活性，从而增强机体清除过多的氧自由基的能力。

活性氧自由基与抗氧化防御系统的平衡失调在肿瘤发生及病程中日益受到重视，如体内大量活性氧自由基堆积，导致细胞膜的损伤，最终发生癌变。而 SOD 催化的歧化反应能清除并阻止超氧阴离子 O_2^- 引起的自由基连锁反应，从而保护机体。因此半导体激光穴位照射可以增高 SOD 的活性，从而清除过多的自由基，故在临床上可以作为肿瘤的辅助治疗手段，对延缓肿瘤的复发和转移起到一定作用。

恶性肿瘤化疗的主要不良反应就是骨髓抑制，部分患者由于末梢血减少而延误或中断化疗，甚至并发重症感染致死。

【文献2】吉林大学中日联谊医院卢振霞等报道用半导体激光穴位照射治疗恶性肿瘤化疗后白细胞减少 102 例临床观察。使用的半导体激光波长为 810nm，功率为 0～0.5W，照射足三里、血海、关元、肝俞、肾俞、脾俞等穴位，每个穴位照射 5min，每日 1 次，7d 为 1 个疗程，服药为常规升白药，如鲨肝醇、利血生、维生素。而对照组只单服用常规升血药（如上）。

治疗后 3、5、7d 各计数外周白细胞，同时监测血压、心、肝、肾功能改变。治疗 7d 后实验组显效 50 例（49.0%），有效 32 例，（31.4%），总有效率为 80.4%；对照组分别为 6 例（10.0%），30 例（50%）和 60.0%。两组总有效率相比差异显著（$P < 0.05$）。激光穴位照射组平均白细胞上升水平为（2.11 ± 1.36）$\times 10^9$/L，对照组则为（0.88 ± 0.62）$\times 10^9$/L，两组相比差异非常显著（$P < 0.01$）（表3-27），治疗对血压、心、肝、肾功能无影响。

表3-27 半导体激光治疗组与对照组疗效比较

	治疗前平均白细胞计数（$\times 10^9$/L）	治疗平均白细胞升高水平（$\times 10^9$/L）	总有效率（%）
对照组	2.59 ± 0.53	0.88 ± 0.62	60.0
实验组	2.62 ± 0.56	2.11 ± 1.36**	80.4*

注：与对照组相比，* 代表 $P < 0.05$；** 代表 $P < 0.01$

现代医学已证明足三里、血海、关元、肝俞、肾俞等穴位具有健身、升高白细胞、增强免疫功能。

激光的生物刺激作用，可能使相应效应细胞数增加，白细胞及单核-巨噬细胞吞噬和免疫应答作用增强。激光穴位照射后通过神经体液反射使集落刺激因子（CSF）活性增强和分泌增加，与光化学作用一同使造血细胞进入细胞周期，加速细胞分裂和释放，因而使白细胞上升。

呼吸道感染

呼吸道感染分为上呼吸道感染和下呼吸道感染。上呼吸道感染是指鼻腔至喉部之间急性炎症的总称，常见的鼻炎、咽喉炎等，绝大多数（90%）以上是由病毒引起的。下呼吸道感染表现为急性气管炎、支气管炎、肺炎，绝大多数也是由病毒引起的。细菌性感染常继发于病毒感染之后，一年四季均可以发病，大气污染和吸烟与呼吸道感染有密切关系，所以预防要增强体质，适当锻炼，注意气候变化，防止大气污染，特别是要戒烟。

半导体激光穴位照射，常取穴大椎、风门、肺俞、列缺和合谷、足三里穴。如慢性咽炎，可加用廉泉穴、天突穴和星状神经节照射，每次取穴 3～5 个，每个穴位照射 5～8min，810nm 半导体激光穴位照射，输出功率为 300～400mW，以照射部位有温热感或轻微针刺感为好，每日 1 次，7 次为 1 个疗程，疗程之间应相隔 2～3d。

中国煤矿工人北戴河疗养院段建勇等报道用半导体激光治疗 105 例呼吸道感染，其中包括慢性咽炎 15 例，支气管炎 98 例，肺部感染 22 例。他们采用的 810nm 半导体激光照射相应部位，在照射慢性咽炎时使用小探头，功率为 50～120mW，用大探头治疗慢性支气管炎，功率为 300～500mW，肺部感染则用 300～600mW，儿童使用功率不超过 300mW，以患者有温热感和轻微的针刺感为宜。每日 1 次，患者经 2～3d 治疗后就会有

明显改善，慢性咽炎治疗1个疗程为3～5d，肺部感染、慢性支气管炎1个疗程为7～8d，一般慢性病需治疗数个疗程，激光治疗可以改善血液循环，提高机体免疫力，使组织修复，起到消炎止痛作用。

支气管哮喘

支气管哮喘是一种常见病、多发病，全球约有3亿哮喘患者，中国约3000万哮喘患者，哮喘是影响人们身心健康的重要疾病，如规范治疗，接近80%的哮喘患者得到很好的控制，工作、生活几乎不受影响。如治疗不及时，可以致癌。

根据临床表现，哮喘可分为急性发作期、慢性持续期和临床缓解期。慢性持续期是指每周均不同频度和不同程度地出现症状（喘息气急、胸闷、咳嗽等）；临床缓解期是指经过治疗或未经治疗，体征消失，肺功能恢复到急性发作前水平，并维持3个月以上。

临床主要表现发作性喘息、气急、胸闷、咳嗽、胸痛等症状，夜间或清晨时易于发作，这些症状与接触花粉、灰尘、油漆、香水、烟雾等有关。哮喘发作时自己可闻及喘鸣音，症状发作，多数患者可自行缓解，但哮喘反复发作，可导致慢性阻塞性肺疾病、肺气肿、肺心病、心力衰竭、呼吸衰竭等并发症。

哮喘治疗应采用综合治疗手段，包括避免接触过敏原及其他哮喘触发因素和规范化的药物治疗和特异性免疫治疗。

采用810nm半导体激光穿透力可达5～7cm，可以消炎止痛，改善微循环，减轻局部水肿，调节机体免疫功能，从而使

支气管哮喘患者达到脱过敏、消炎、镇痛、缓解支气管痉挛，配合药物治疗，效果则更好。

常用穴位主要有天突、定喘、肺俞、大椎、足三里、曲池等穴位，每次取穴 3～5 个，激光输出功率 300～400mW，每穴照射 3～5min，每日 1 次，10 次为 1 个疗程，以患者局部有温热感和（或）轻微的刺激为宜。

【文献】长春市中心医院付新等报道用半导体激光穴位照射治愈哮喘 1 例。采用 910nm 的半导体激光，输出功率 6～8mW，频率 54Hz，取穴：肺俞、膻中、天突穴，每穴 2min，每日 1 次，10 次为 1 个疗程。患者治疗 2 次，症状减轻，10 次后症状轻微消失，随防一年未见复发。

取穴肺俞、膻中、天突穴，可宽胸清肺，舒畅气机，止哮催痰，通利肺气，疏通经络，调节机体，阴阳平衡，改善脏腑功能。而半导体激光照射这些穴位是通过对经络的刺激，双向调节了免疫功能，抑制血管活性物质的释放，从而解除支气管平滑肌痉挛，减轻黏膜充血、水肿，达到抗过敏、消炎的作用。

另外，激光穴位照射增强交感神经和肾上腺系统活力，调节机体神经，使血循环改善，有利于炎症的消散和吸收。

肝硬化

肝硬化是临床常见的慢性进行性肝病，由一种或多种病因长期或反复作用形成的弥漫性肝损害，在我国大多数为肝炎后肝硬化，少部分为酒精性肝硬化和血吸虫性肝硬化。

肝硬化的主要机制是进行性纤维化，临床上一般分为代偿期和失代偿期。代偿期：出现轻度乏力、腹胀、肝轻度肿大、轻度黄疸、肝掌、蜘蛛痣。失代偿期：出现乏力、消瘦、尿少、下肢水肿、腹胀、食欲缺乏，有出血倾向，齿龈出血、贫血等。由于低蛋白血症出现双下肢水肿、腹水、胸腔积液、脾大甚至出现食管、胃底静脉曲张，造成上消化道出血、肝性脑病、肝肾综合征等严重并发症。

肝硬化如果在未进展期至失代偿期予以消除，则病变可趋向静止，故应给患者高热量、高蛋白质、高碳水化合物和高维生素、低盐的饮食。而用半导体激光辅助治疗，可以明显改善肝硬化患者的症状，包括恶心、食欲缺乏、腹胀、腹水、黄疸等。

【文献】广东深圳市中医院周静报道，应用铝镓铟磷半导体激光治疗仪对肝炎、肝硬化进行辅助治疗，共治疗102例患者，随机分为观察组52例和对照组50例。两组治疗结果如下。

观察组患者的消化道症状改善总有效率为94.2%，对照组为80%，经χ^2检验，$P < 0.05$，两组有显著差异，说明半导体激光在改善肝炎、肝硬化患者的恶心、食欲缺乏、腹胀等症状方面显著优于对照组（表3-28，表3-29）。

表3-28　两组患者治疗结果比较 [n（%）]

	例数	显效	好转	无效	恶化
观察组	52	35（67.3）[#]	14（26.9）[#]	3（5.8）[#]	0（0）
对照组	50	23（46.0）	17（34.0）	10（20.0）	0（0）

注：两组相比，# 表示 $P < 0.05$（χ^2=6.606）

表3-29　肝硬化主要体征改善情况

	观察组					对照组					
	例数	显效	好转	无效	有效率（%）	例数	显效	好转	无效	X^2	P
腹水	34	25	6	3	91.2	35	12	15	8	10.685	< 0.01
脾大	31	19	7	5	83.9	29	10	6	13	6.366	< 0.05
黄疸	18	13	4	1	94.4	20	9	3	8	6.227	< 0.05
下肢水肿	20	23	3	4	86.7	31	14	9	10	6.316	< 0.05

从表3-29可以看出，经治疗后观察组患者的体征改善明显优于对照组，说明半导体激光治疗仪可以降低患者肝脏酶谱及改善微循环。

治疗中102例患者平均每15天检验1次肝功能，住院治疗15d后患者ALT、AST下降，总有效率观察组为96.2%，对照组为82%，两者比较有显著性差异，说明观察组ALT、AST比对照组下降快，有显著的降酶作用；住院30d后观察组ALT、AST下降总有效率98%，对照组94%，两组相比较，无显著性差异。

在临床中，他们还发现，观察组患者的精神、面色、情绪明显优于对照组，黄疸也消除比较快。

治疗时应正确选穴，如食欲缺乏、恶心重者宜选足三里、中脘；大便不调者宜选足三里、关元；失眠者宜选三阴交、天鼎等穴。

风湿性关节炎

风湿性关节炎是风湿热的一种表现，是由乙型溶血性链球菌感染所致的全身变态反应性疾病，病初起时常有扁桃体发炎、丹毒感染史。风湿性关节炎的典型表现是轻度或中度发热和游走性多关节炎，受累关节多为膝、踝、肩、肘、腕等大关节，常见由一个关节转移到另一关节，病变局部呈红肿、灼热、剧痛，部分患者也同时有数个关节发病、不典型的患者仅有关节疼痛而无其他炎症表现，急性炎症一般2～4周，消退后不留后遗症，但常反复发作，化验血沉快，抗"O"滴度升高。若风湿活动则会影响心脏，可以发生心肌炎，甚至遗留心脏瓣膜病变。

该病的预防很重要，首先要锻炼，提高机体抵抗力；避免潮湿环境，注意保暖；劳逸结合，否则易复发；良好心态也很重要，情绪波动往往使病情加重；注意预防和控制感染。

在治疗上主要是解热镇痛、消炎，如阿司匹林仍是治风湿性关节炎的常用药，另外还有布洛芬、双氯芬酸等非甾体消炎药，但这些都有一些毒性反应和副作用。

而810nm半导体激光治疗效果优于非甾体药且没有胃肠道等不良反应，患者容易接受。

激光治疗的功率为300～400mW，每穴3～5min，每日1次，10次为1个疗程。

常用穴位如下。

肩部：肩髃，肩髎，肩贞（肩三针）。

肘部：曲池，少海，天井。

腕部：阳池，阳溪，阳谷。

手部：列缺，合谷，中渚，八邪。

髋部：环跳，秩边，承扶。

膝部：梁丘，膝眼，阳关。

踝部：昆仑，丘墟，太溪。

另外，哪里疼即用激光照射该处（阿是穴）。

类风湿关节炎

类风湿关节炎是一种以关节病变为主的慢性全身自身免疫性疾病，主要临床表现为小关节滑膜所致的关节肿痛，继而软骨破坏，关节间隙变窄，晚期因严重骨质破坏吸收导致关节僵直、畸形、功能障碍。在我国类风湿性关节炎的患病率为0.24%～0.5%，女性多于男性，为（2～3）：1，以20－25岁最多。本病多为一种反复发作性疾病，致残率高，预后不良，目前还没有很好的根治方法。

半导体激光可以消炎、镇痛、改善关节活动，而且激光的消炎镇痛效果优于非甾体药，且没有胃肠等不良反应，患者也容易接受。激光功率300～400mW，每穴3～5min，每日1次，10d为一个疗程。常用穴位除阿是穴外，还可以根据部位不同，选用不同的部位穴位，如肩髃、肩髎、肩贞；腕部取穴阳池、阳溪、阳谷；手部取穴列缺、合谷、中诸、八邪等。

美国埃默里大学Goldman报道，用红外激光的钕玻璃激光对30例类风湿关节炎患者进行照射，采用双盲法，每个患者均用激光治疗一只手，另一手用假激光治疗，10周为1个疗程，被治疗的双手均有改变，双手在热感、红斑、疼痛、肿胀和触痛方面均有改善，然而被激光治疗的手在红斑和疼痛方面有更显著的改善，而握力、握压和指尖压力也明显改善。

在治疗期进行血小板积聚作用的测定，发现循环免疫复合物水平下降，照射前平均滴度为34.5，治疗后为17.8，免疫复合物可能与炎症反应有关。

Goldman 在类风湿关节炎的治疗中，激光可以作为一种辅助疗法，激光治疗可以提高免疫力，有抑制关节炎的活动。

他认为激光治疗类风湿关节炎是利用激光的光能，以及它转化为热能，激光治疗类风湿关节炎有很大的潜力，但仍属于研究阶段。

810nm 半导体激光是近红外波段，可深入组织内部，对机体组织产生生物刺激作用。可以提高 DNA 的比值，具有明显的消炎、镇痛、脱敏、减少渗出，改善局部血循环，促进组织修复提高机体免疫力等功能，可以缩短疗程，并可减少药物的毒副作用，而且安全、无痛、无毒、给患者带来福音。

接触性皮炎

接触性皮炎是指皮肤黏膜接触外界某些物质后，在接触部位发生炎症反应性皮肤病，引起此病的物质主要有动物性、植物性和化学物质三大类，其中尤以化学物质致病为多见。

根据其发病机制，可将接触性皮炎分为两大类，即变态反应性接触性皮炎和刺激性接触性皮炎。

1. 变态反应性接触性皮炎　是由于接触致敏原后激发的 T 细胞介导的皮肤迟发型变态反应，接触物质多为小分子化学物质，本身无刺激性，人群中只有少数已致敏者接触后才会发病。常接触致敏物有染发剂中的对苯二胺、化妆品、洗涤剂中的芳香化合物等，一般接触 24～48h 发病，发病时出现粟粒大小密集红色丘疹、红斑、水肿、血疱疹、水疱甚至大疱、皮疹，发生部位与致敏原接触部位一致，境界清楚，好发于四肢、面部等暴露部位，发病潜伏期约数小时到 10d 不等。自觉瘙痒剧烈、烧灼或胀感，全身症状不明显，一般去除病因，处理得当，1～2周即可痊愈，但再接触可再发，如反复接触处理不当，可转为亚急性或慢性皮炎。

2. 刺激性接触性皮炎　又称原发性刺激性皮炎，是由刺激物对皮肤细胞的直接损伤所致，刺激物本身对皮肤有刺激或毒性作用，任何人接触均可以发病，其程度与该物质的化学性质、浓度、接触时间及范围有关系。

（1）急性刺激性接触性皮炎：其常见强刺激物为强酸、强碱、芥子气、斑蝥等，接触后很快出现红斑、肿胀、大疱、糜烂、坏死、溃疡，境界清楚，好发于外露部位，自觉灼痛、刺痛、毒物吸收后可出现全身症状。

（2）慢性刺激性接触性皮炎：其常见弱刺激物为肥皂、洗衣粉、有机溶剂等，长期接触后才发病，表现为皮肤干燥、发红、脱屑及破裂等，好发于外露部位，如手背、面背、眼睑等。自觉瘙痒干燥、疼痛等。

3. 治疗　首先去除接触物，用清水洗冲，用弱酸性或弱碱性进行中和可适当用外用药，如维生素 E 乳膏，10% 鱼肝油软膏等，激光治疗也是辅助治疗方法之一。

【文献 1】北戴河医院付越等报道，半导体激光治疗皮肤病，共治疗 387 例，涉及病种近 30 种，均取得明显疗效，且无毒、无痛、疗程缩短。他们选用 810nm 波长的近红外半导体激光器，功率为 0～500mW，共治疗单纯性疱疹、带状疱疹和带状疱疹后遗症 104 例；脓疱疹、疖、痈、丹毒、蜂窝织炎、甲沟炎、面部暴发性痤疮等 62 例；冻疮、寒冷性脂膜炎、海蜇皮炎、日晒伤 32 例；接触性皮炎、急性湿疹、淤滞性皮炎、过敏性皮炎、面部脂溢性皮炎、神经性皮炎 98 例；单纯糠疹、玫瑰糠疹 47 例；雷诺病、结节性红斑、变应性皮肤血管炎 25 例；

血栓性闭塞性脉管炎 14 例；系统性红斑狼疮 2 例；局限性硬皮病 3 例。

治疗方法采用直接照射、神经根部照射和穴位照射，功率为 350～500mW，每日 1 次，1～10 次，直接照射每次 10min，穴位照射和神经根部照射，每次取 3～5 穴（点），每穴（点）3～5min，治疗结果为有效率 100%，有些病种治愈率为 100%，据病情酌情不用药或少用药（表 3-30）。

表 3-30　半导体激光照射治疗各种皮肤的效果

病名	平均照射次数	治愈（%）	好转（%）	用药情况
海蜇皮炎，日晒伤	1	100		不用
脓疱疹、疖、痈、细菌性甲沟炎	3	100		不用
丹毒、冻疮、接触性皮炎	4	100		少量
单纯疱疹、带状疱疹、寒冷性脂膜炎、蜂窝织炎、急性湿疹、过敏性皮炎	5	100		少量
面部脂溢皮炎、神经性皮炎、单纯糠疹结节红斑	6	100		少量
面部暴发痤疮、变应性皮肤、血管炎、雷诺病、局限性硬皮病	7	80	20	少量
带状疱疹后遗症痛、玫瑰糠疹	8	100		不用
淤滞性皮炎、血栓性闭塞性脉管炎	9	63	37	适量
系统性红斑狼疮	9		100	适量

【文献 2】山东青岛市海慈医疗集团白永晟报道，药物联合半导体激光照射治疗面部化妆品接触性皮炎，共治疗 53 例，药物主要用静脉滴注 5% 葡萄糖注射液 250ml 加入 10% 葡萄糖

酸钙 10ml，维生素 C 3.0g，每日 1 次；口服咪唑斯汀 10mg，每日 1 次；冷敷剂（主要成分为黄芩、黄柏、甘草等）冷湿敷患处，每次 15min，每日 2 次。治疗组在上述药物治疗基础上以波长 650～810nm，功率 300～350mW，照射时间每个光斑 10min，每日 1 次，可根据病变范围、大小照射 2～3 光斑，5d 为 1 个疗程。对照组 34 例，单用药物治疗。

治疗结果表明，治疗组和对照组有效率分别为 86.8% 和 61.8%。差异有非常显著性意义（$P < 0.01$）（表 3-31），全部病例未见不良反应。

表 3-31　两组患者疗效比较（例）

分组	例数	治愈	显效	有效	无效	有效率(%)
治疗组	53	17	29	7	0	86.8
对照组	34	4	17	11	2	61.8

注：与对照组比较，$P < 0.01$

化妆品接触性皮炎是临床最常见的由化妆品引起的皮肤病，包括化妆品引起的刺激性皮炎和变态反应性皮炎，发生于面部的化妆品接触性皮炎多属于变态反应性皮炎，即接触某些化妆品后发生的皮肤Ⅳ型迟发性变态反应。本病发病前均有化妆品接触触史，临床主要表现为皮肤红斑、潮红肿胀、丘疹、水疱、渗出、糜烂、结痂、自觉瘙痒、灼热、刺痛等不同严重的急性炎症性反应。

面部化妆品接触性皮炎发病过程中直接在接触物刺激下激活炎性细胞，合成并释放多种炎症介质和细胞因子，诱导炎症反应的发生，或在此基础上引发变态反应形成变应性皮炎而出现毛细血管通透性增加、炎性细胞浸润等一系列病理变化和红斑、水肿、瘙痒等表现，而半导体激光照射可以消炎、脱敏、镇痛、减轻炎性渗出、充血和水肿、提高免疫力，对化妆品接触性皮炎有良好的治疗作用。

丹　毒

丹毒是一种累及真皮浅层淋巴管的感染，主要致病菌为 A 组及溶血性链球菌，诱因是手术伤口、皮肤破裂或溃疡的炎症为致病菌提供了侵入的途径，致病菌可潜伏于淋巴管内，引起复发。

患者潜伏期 2～5d 后突然发热、寒战、不适、恶心、数小时到 1d 出现红斑，进行性扩大，界限清楚，受累部位有触痛、灼痛，附近淋巴结肿大，也可出现脓疮、水疱和小面积出血性坏死，好发于小腿、颜面部。

治疗首先选用青霉素，其次局部可用紫外线照射治疗，治疗应尽快控制炎症，如治疗不当病情迁延，使皮内和皮下大量纤维组织增生，皮下淋巴管闭塞，使受累组织肥厚，淋巴水肿，形成象皮肿、病情反复发作，给患者造成极大的痛苦。

半导体激光可以通过抗炎、抗感染、止痛、促进修复多种机制发挥其对丹毒积极的治疗作用。

【文献】青岛市海慈医疗集团皮肤科孙凤兰等报道，用半导体激光联合药物治疗下肢丹毒 51 例，另 32 例单纯药物（主要青霉素治疗）作为对照组。治疗组与对照组有效率分别为 88.2% 和 62.5%，差异有非常显著性意义（$P < 0.01$），说明半导体激光联合药物治疗下肢丹毒疗效较单纯药物治疗疗效好，无不良反应。

激光治疗组用激光波长 810nm，治疗功率 350～400mW，光斑直径 10cm，每个光斑照射 10min，光斑间无重叠，每日

1 次。药物治疗采用静脉滴注青霉素 800 万 U，每日 1 次，中药冷敷（主要成分为黄芩、黄柏、甘草等）冷湿敷患处，每次 15min，每日 2 次。对照组单用以上药物治疗。症状评分和治疗效果分别见表 3-32 和表 3-33。

表 3-32 症状体征评分标准

观察指标	0	1	2	3
发热	无	低热	中等	高热
疼痛	无	轻度	明显	剧烈影响睡眠
日均疼痛持续时间	无	< 8h	8 ~ 16h	> 16h
红斑	无	淡红	红色	浑红
水肿	无	轻度	明显	显著水肿
水疱（渗出）	无	水疱散出	水疱密集渗出	大疱或有糜烂
治疗后皮损面积减少	≥ 75%	50% ~ 75%	25% ~ 50%	< 25%

表 3-33 两组患者疗效比较

组别	例数	治愈		显效		有效		无效		有效率（%）
		例	%	例	%	例	%	例	%	
治疗组	51	21	42[*]	24	47.1[*]	6	11.7[*]	0	0.0[*]	88.2[*]
对照组	32	9	28.1	11	34.4	10	31.0	2	6.5	62.5

注：* 与对照组比较，$P < 0.01$

治疗组 51 例患者在常见药物治疗基础上加用半导体激光照射治疗，并与对照组进行比较，结果显示治疗组有效率明显优于对照组，说明半导体激光联合药物治疗下肢丹毒疗效肯定。激光在改善症状和体征方面也明显优于单纯药物治疗，而且治疗费用低，无不良反应。在治疗组患者中，接受激光照射越早，效果越好，而炎症后期，水肿加重、皮损肥厚、组织增生，则效果欠佳，所以丹毒一经确诊，应及早联合激光进行治疗。在激光和药物联合治疗的同时，还应注意卧床休息、抬高患肢，这对丹毒的治疗也是不可忽视的，在进行激光照射，切勿随意移动患肤，以免影响照射的准确性。

带状疱疹

带状疱疹是由水痘 - 带状疱疹病毒所引起的，以沿单例周围神经分布的簇集性小水疱为特征，常伴有明显的神经痛，常见于胸腹或腰部带状疱疹，约占整个病变的 70%，其次为三叉神经带状疱疹，约占 20%，但 60 岁以上老人，三叉神经患病率更高。

疱疹初起时，皮肤出现不规则、椭圆形红斑，数小时后在红斑上发生水疱，逐渐合成大疱、血疱和脓疱，数日后，疱浆被吸收、结痂，1～2d 脱痂，遗留色素沉着，损害不超越中线。老年人病程常为 4～6 周，带状疱疹伴有神经痛，一般在病损完全消退后 1 个月内消失，少数可持续半年以上。一般治疗常给予阿昔洛韦口服，每次 200mg，每日 5 次，5～10d 为 1 个疗程，以抗病毒为主，还要给予镇痛药如卡马西平 0.1g，每日 3 次，还有营养神经药，维生素 B_1 10mg，每日 3 次，维生素 B_{12} 0.15mg，肌内注射，每日 1 次，用紫外线和红外线理疗也是常用方法。

半导体激光用于治疗带状疱疹，大大优于其他治疗方法，半导体激光散焦照射能使被照射区域的血管扩张，血循环加快，改善代谢，促进炎症吸收。

治疗方法是先选择局部压痛点，再选择穴位，如阿是穴（指皮肤周围、距疱疹 0.5～1 寸处）、夹脊穴（取与皮损相应的夹脊穴）、支沟、阳陵泉；配穴，腰以上的病灶，选择曲池、合谷、外关；腰以下病灶，选择三阴交、太冲、血海。

照射方法，用 810nm 激光的探头照射病变部位，可根据病变部位的大小选择照射部位的多少，每个部位照射 10min，激光输出功率为 300～500mW。再辅以照射相应的穴位或压痛点，每次选 3～5 个点，每个点照射 3min，激光功率为 400～500mW（以照射部位有温热感或轻微针刺感为好）。每天照射 1 次，7d 为 1 个疗程，视病情决定疗程次数。

【文献 1】重庆医科大学附属第一医院胡泽芳等报道，用泛昔洛韦联合半导体激光治疗 94 例带状疱疹（其中激光组 48 例，对照组 46 例），两组均口服泛昔洛韦 250mg，每日 3 次，共 7d，试验组用半导体激光照射神经根和疼痛最明显区域，每日 2 次，每次 10min，共 7d。结果表明，试验组痊愈率 85.41%，对照组痊愈率 65.41%，痊愈率差异有显著性（$P < 0.01$），两组总有效率相当，无统计学意义（表 3-34）。试验组在水疱停止出现时间、水疱干涸时间、疼痛缓解时间、完全结痂时间均优于对照组，差异有显著性，试验组后遗神经痛的发生率低，差异有显著性（$P < 0.01$）（表 3-34）。

表 3-34　两组患者疗效比较（例）

组别	例数	痊愈	显效	有效	无效	痊愈率(%)	总有效率(%)
试验组	48	41	7	0	0	85.41	100.0
对照组	46	30	16	0	0	65.21	100.0

表3-35　两组患者症状消退时间比较

组别	例数	水疱停止出现时间	水疱干涸时间	疼痛缓解开始时间	安全结痂时间
试验组	48	1.0±0.25	3.2±0.65	1.6±0.68	6.2±1.25
对照组	46	3.0±0.62	5.2±0.89	3.8±0.64	9.8±3.68

注：后遗神经痛发生情况，对照组发生2例，试验组无

　　治疗中少数患者出现恶心，2～3d后消失，治疗前后，血尿常规、肝肾功能未见异常。

　　【文献2】青岛市海慈医疗集团皮肤科孙风兰等，观察半导体激光联合药物治疗带状疱疹52例和45例单纯用阿昔洛韦等药物治疗。本研究中按4级评分法进行评价（表3-36）。

表3-36　病情积分评分标准

观察指标	0	1	2	3
疼痛	无	轻度	明显	剧烈，影响睡眠
日均疼痛持续时间	无	<8h	8～16h	>16h
红斑	无	淡红	红色	深红
水肿	无	轻度	明显	显著水肿
水疱（渗出）	无	水疱散在	水疱密集渗出	大疱或有糜烂
继发损害	无	糜烂	大片糜烂	溃疡
治疗后皮损面积减少	≥75%	50%～75%	25%～50%	<25%

　　治疗结果表明，治疗组与对照组治疗后病情积分均有所下降（$P < 0.01$）而治疗组的病情积分下降明显大于对照组（$P < 0.01$），治疗组的疼痛积分明显下降（$P < 0.01$），而对照组的疼痛积分无明显下降，治疗组有效率大于对照组，后

遗神经痛发生率低于对照组（表 3-37）。故半导体激光联合药物治疗带状疱疹疗效优于单纯药物治疗，且可明显减轻疼痛症状，降低后遗神经痛发生率。

表 3-37　两组治疗前、后病情积分及疼痛积分比较（$\pm s$）

组别	例数	病情积分		疼痛积分	
		治疗前	治疗后	治疗前	治疗后
治疗组	52	14.25±4.32	6.42±3.19	4.56±1.33	3.06±1.94
对照组	45	13.63±4.14	8.34±3.77	4.27±1.48	3.96±2.07
P		> 0.05	< 0.01	> 0.05	< 0.05

采用激光是 810nm，输出功率为 0～500mW，光斑直径 10cm，治疗时将探头直接照射受损的神经根和皮损部位，每个光斑照射 10min，每日 1 次，7d 后判定疗效。

治疗组有 1 例，对照组有 7 例发生后遗神经痛，激光照射后 1 周疼痛缓解（表 3-38）。作者认为神经痛是本病的特征之一，一旦遗留后遗神经痛可持续数月到数年，给患者带来很大痛苦，而激光镇痛解决了这一难题。

表 3-38　两组临床疗效及后遗神经痛发生率的比较

组别	例数	痊愈	显效	好转	无效	有效率(%)	后遗神经痛（%）
治疗组	52	9	36	7	0	86.54	1（1.92）
对照组	45	6	25	14	0	68.89	7（15.55）

注：与对照组比较，$P < 0.05$

【文献 3】中国人民解放军第 88 医院张浩等报道，用半导体激光照射治疗 15 例带状疱疹后遗神经痛，效果较好。采用半导体激光输出波长 810nm，功率可调，输出功率 0～500mW，将探头Ⅰ（复合头）放置疼痛部位，输出功率400～500mW，根据疼痛范围大小，可分次照射，每次照射10min；将探头Ⅱ放在疼痛部位相应的神经根处，上下缓慢移动照射，功率300～500mW，时间10min，每日1次，晚间疼痛剧烈者下午治疗，轻度疼痛者治疗7d，中度疼痛者治疗7～20d，重度和疼痛者治疗20d。本组痊愈3例，显效9例，有效3例。

带状疱疹病毒具有亲神经性，可长期潜伏于感觉神经节中，在机体免疫力下降时侵犯神经节，引起皮肤损害和明显的神经痛，它发病的机制与带状疱疹发作后神经组织内遗留的炎症、水肿、出血、瘢痕有关。激光可以改善局部微循环，加速有害物质排出，调节免疫功能，达到镇痛消炎、消肿的作用，还可产生吗啡样镇痛物质，以降低末梢神经的兴奋性。

【文献4】北京解放军第304医院邹光彪等，在用泛昔洛韦片的基础上加上半导体激光治疗带状疱疹神经痛38例，取得好的效果。治疗结束后，两组52例患者全部皮疹消退，疼痛缓解。

观察组治愈20例（76.9%），显效6例（23.1%）；对照组（单独用药）治愈11例（42.3%），显效8例（30.8%），有效7例（30%）两组经Ridit检验，有高度显著性差异（$P < 0.05$）。

【文献5】江西省皮肤科报道，用810nm半导体激光治疗带状疱疹，疼痛缓解有效率68%，皮损愈合有效率90%。

皮肤溃疡

皮肤溃疡是临床常见的多发病，表现为皮肤溃疡不能愈合的特点，它可是皮肤细菌性感染，也可是血液循环障碍和神经功能障碍，免疫功能异常或先天性皮肤缺损引起的皮肤组织缺损。

微生物感染性病症常由细菌、真菌螺旋体、病毒等引起，结节或肿瘤破溃，免疫异常引起血管炎性溃疡系因动脉或小动脉炎使组织发生坏死而形成，循环或神经功能障碍属营养障碍引起的组织坏死，如静脉曲张、麻风溃疡等。

慢性皮肤溃疡多位于结缔组织致密、血运相对差的部位，如胫前、踝跟及足部。多由于局部软组织损伤严重，局部瘢痕化增生或早期处理不当所致；也多见于老年人，由于全身疾病多，如糖尿病、心脏病、高血压、下肢静脉曲张，严重影响溃疡的愈合，使病程较长。长期溃疡不愈、慢性炎症，可影响周围组织，如化脓性关节炎、化脓性骨髓炎等。

【文献1】西安红十字会医院李萍等报道，用半导体激光结合康复新治疗皮肤溃疡取得良好结果。半导体激光波长为650～830nm，输出功率0～500mW，光斑直径3mm，照射功率可选择300～400mW，照射时间8min，每日1次，照射结束后用康复新液纱条，局部换药，皮损大的可采用多点照射，10次为1个疗程，间隔5d再进行第2个疗程，一般不超过3个疗程。治疗结果对比见表3-39。

表3-39　治疗组对照组疗效比较

组别	n	痊愈	显效	有效	无效	显效率（%）	有效率（%）
治疗组	46	20	19	5	2	84.78	95.65
对照组	30	7	8	9	6	50.00	80.00

经统计学处理，有效率和显效率 χ^2 值分别为4.72，4.82（>3.83）$P<0.05$ 有显著差别

半导体激光照射伤口具有止痛、抗感染和加速伤口痊愈的

作用，可以减少炎症的渗出、充血、水肿，可以促进新生血管的形成和生长，使细胞的核糖酸和糖原含量增加，或纤维细胞增生，肉芽组织生长，促进新生上皮组织再生，改善血液循环，加速坏死组织溶解脱落，从而促进溃疡创面愈合。

【文献2】重庆市第一人民医院刘善惠报道，用半导体激光治疗皮肤溃疡25例，在用抗感染换药的基础上，用激光治疗；而对照组25例，则采用常规的抗感染换药治疗，观察肉芽生长速度和治疗后10d两组疗效情况。治疗后治疗组伤口愈合时间明显短于对照组（$P < 0.05$），治疗10d后治疗组疗效和对照组比较有统计学差异（$P < 0.05$）。

皮肤科常见皮肤溃疡多由于感染、循环障碍、皮肤肿瘤所致，如足癣继发感染，糖尿病性皮肤溃疡，下肢静脉曲张所致溃疡，褥疮（压疮）、冻疮，基底细胞癌等。常规方法疗效长、愈合慢，而采用半导体激光局部照射治疗可以缩短疗效，促进伤口愈合。

本组在治疗原发病的同时，静脉滴注头孢曲松钠加舒巴坦2.5g，每日1次，在换药前加用半导体激光局部照射，功率为350～400mW，治疗时间20min，每日1次，10次为1个疗程（激光照射前要清洗创面）。而对照组则单纯用药，不用激光照射，每日1次，10d为1个疗程，激光组治疗中，痊愈7例，好转15例，无效3例，共25例。对照组，痊愈3例，好转10例，无效12例，共25例。有效率激光组显著优于对照组。

头　癣

头癣是皮肤癣菌感染头皮和毛发所致的疾病，好发于儿童，成人很少感染，致病菌分属于毛癣菌属和小孢子属，传染性极强，可通过理发工具或接触受感染动物而感染。

根据致病菌及宿主反应不同，临床将之分为白癣、黑点癣、股癣和黄癣。

头癣的表现可以从类似脂溢性皮炎的非炎症脱屑到伴脱发的严重脓疮性皮疹即脓癣。伴或不伴鳞屑的脱发是头癣的最常见表现，脱发可以是散在斑片，也可累及整个头皮，可有颈后或耳后淋巴结肿大。

治疗头癣的目标是清除真菌，避免感染扩大，使瘢痕形成最小化，一旦明确诊断，除外用药以外，还应口服抗真菌药。常用伊曲康唑、特比萘芬、氟康唑和灰黄霉素。如配合半导体激光治疗，疗效显著。

宁夏医科大学附属医院张晓明等，用半导体激光治疗 35 例脓癣，配合内服抗真菌药（伊曲康唑），治疗 3 周，与常规服用伊曲康唑治疗脓癣进行对比，结果，总有效率分别为 91.43% 和 63.33%，差异有统计学意义（χ^2=6.08，$P < 0.05$）。

治疗组患者口服伊曲康唑，4mg/（kg•d），每日 1 次，加上半导体激光照射，每日 2 次，照射前清除照射部位分泌物和痂皮，光斑 5～25cm，输出功率 300～400mW，功率密度 40～60mW/cm^2，每次照射时间 7～9min。

对照组患者口服伊曲康唑，4mg/（kg•d），每日 1 次，外用氯霉素软膏或夫西地酸软膏及盐酸特比奈芬软膏，每日 2 次。

治疗结果表明，两组疗效比较，总有效率分别为 91.43% 和 63.33%，差异有统计学意义（χ^2=6.08，$P < 0.05$），两组治疗结果对比见表 3-40。

表 3-40　两组治疗情况对比

组别	例数	治愈	显效	好转	无效	治愈率（%）
治疗组	35	26	6	2	1	91.43
对照组	30	16	3	8	3	63.33

股癣在以往的治疗是以抗真菌、抗过敏为主，如有继发性细菌感染，给予敏感的抗生素治疗可明显缩短疗效，减轻患者痛苦。

半导体激光具有抗炎、镇痛和组织的修复作用，其作用机制主要为诱导产生具有抗炎或免疫抑制特性的细胞因子等介质，从而发生免疫调节作用，并可增强皮肤屏障功能，促进局部血流，改善微循环，减轻炎症反应，缓解疼痛，促进创伤组织再生，加速组织修复。

激光配合真菌药物治疗，效果明显多于单用真菌药，且无不良反应，无痛苦，依从性亦好，故可常规应用。

银屑病

银屑病又称牛皮癣，发病率为 0.3%。其原因可能与 H6-A 抗原有关，在环境气候改变、精神因素、外伤、感染等因素可以诱发或加重。病程可分为进行期、静止期和退行期，根据皮损和全身症状可分为寻常型、关节病型、红皮症型、脓疱型。

激光治疗采用波长 810nm 的半导体激光对准皮损部位照射，距离 2～3cm，功率为 200～300mW，每次 10min，每日 1 次，5～8 次为 1 个疗程，治疗 3 个月便出现明显好转。

穴位照射：耳穴取肺、大肠、肾上腺、脾、三焦、过敏区等；体穴取曲池、合谷、足三里、血海、三阴交。功率为150～300mW，每穴3～5min，10次为1个疗程，每日1次，疗程间隔4d。

斑　秃

斑秃俗称"鬼剃头"，在短时间内，头发不明原因地大量脱落，形成边界整齐大小不等的脱发斑。斑秃的原因不详，但在脱发之前，通常均有精神过度紧张和劳累的情况。在少数情况下，可以发展到整个头皮、毛发全部脱落称全秃。毛发的根部萎缩变细，非常松动，很容易将其拉出，严重者可兼出现眉毛、腋毛、阴毛全脱落，称为普秃。

一般脱发区无自觉症状，少数患者有头皮发痒、麻木等感觉，恢复过程先是有细小软白的毛发生长出来，有时随长随脱，渐渐变粗变黑恢复正常。

斑秃的治疗局部可涂皮脂类固醇激素，外用0.1%米诺地尔溶液以促进头发生长。近红外激光照射可以促进毛发生长，这是因为激光具有增加新陈代谢，促进毛发生长的功能。

【文献】青海红十字医院段青梅报道，用梅花针加半导体激光治疗36例斑秃，取得好的效果。其方法是消毒后采用梅花针在斑秃局部从外围向中央由大到小做环状点刺，即皮下出现潮红或少许出血点为宜，刺激量以患者能耐受为宜，然后用半导体激光局部照射10min，距离3～5cm，输出功率400～500mW，每日1次，10次为1个疗程，共治疗1～2个疗程。

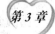

诊疗结果表明，36例患者中痊愈30例，显效4例，无效2例，总有效率94%。

梅花针属于一种机械刺激，由痛觉感受器通过神经系统反射性引起血管扩张，血流量增加，局部营养得以改善，有利于毛发生长。

半导体激光的生物刺激可以增强组织代谢，改善局部血液循环，加速组织修复，促进毛发生长。

神经性皮炎

神经性皮炎又称慢性单纯性苔藓，是一种以皮肤苔藓样变及剧烈瘙痒为特征的慢性炎症性疾病。一般认为本病发生可能与大脑皮质兴奋和抑制功能紊乱有关，精神紧张、焦虑、抑郁、局部刺激（如摩擦、日晒、多汗）以及消化不良、饮酒、进食辛辣等均可以诱发或加重本病。

皮疹，好发于颈部，四肢伸侧及腰骶部，腘窝、外阴部，病程慢性，常反复发作。

治疗时，需去除病因，如失眠、情绪波动，忌刺激性食物，如辛辣食物、酒、浓茶、咖啡等。一般可给予1～2种抗组胺类药，外用皮质类固醇软膏和物理治疗。

810nm激光治疗，输出功率300～400mW，穴位照射取穴曲池、血海、三阴交，每穴照5～10min，每日1次，或隔日1次，10次为1个疗程。

【文献】燕山大学生物医学工程系洪文学等报道，用激光光针灸治疗神经性皮炎。治疗中将39例患者随机分为激光光针组和针刺组。光针组23人，采用激光穴位照射治疗。对照组 16 人，采用传统的针刺激疗程。结果表明，激光光针组的治愈率为 95.7%，针刺组为 86.5%，两组疗效相比有显著差异（$P < 0.05$），结论是：两组均有确切疗效，激光光针疗效效果更显著。

神经性皮炎又名慢性单纯性苔藓，临床治疗方法很多，特别是针刺疗法无不良反应而更受人们的欢迎，最近激光医学——激光针灸的发展，无痛、有效，深受人们的欢迎！

治疗中用波长 900±40nm，重复频率每分钟 40 次，输出端平均功率 10～15mW，光斑直径为 2mm；取穴双侧曲池、曲海、三阴交、阿是穴，每个穴位照射 5～10min，每日或隔日 1 次，10 次为 1 个疗程。

针刺组取双侧曲池、血海、三阴交，平补平泻，每日 1 次，10 次为 1 个疗程，疗程间隔 5d，再进行第 2 个疗程。

两组均在治疗第 2 个疗程后评定其疗效，治疗结果表明，激光光针组 23 人中治愈 20 人，治愈率 87%，显效 2 人，占 8.7%，无效 1 例，占 4.3%，总有效率 95.7%。针刺组 16 人中治愈 6 人，占 37.5%，显效 4 人，占 25%，有效 4 人，占 25%，无效 2 人，占 13.5%，总有效率 86.5%，两组的总有效率比较有显著意义（$P < 0.05$）。

从以上治疗可以看出，两组对神经性皮炎的治疗均有确切的疗效，而激光光针治疗效果更显著。

激光针灸照射疗法集针、光为一体，能引起经络感传，强化了单一疗法的效果。

激光针灸取穴位曲池、血海、三阴交和阿是穴，其中的血海穴有祛风驱虫、止痒之效，所以又名百虫窝，是一个治疗皮肤病的要穴；曲池穴可起到祛邪透表及驱除全身风邪的作用；三阴交可养血祛风；阿是穴可以疏通经络，调理气血，直至病

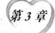

所。四穴相配合，可起到更好的治疗作用。

玫瑰糠疹

玫瑰糠疹是一种常见的自限性炎症性皮肤病，发病可能与病毒感染有关，皮损为椭圆形或圆形玫瑰色斑疹，其长轴与皮纹走行一致，有的皮疹是环形，表面覆有糠状鳞屑，散在分布于躯干和四肢近端，自觉有不同程度的瘙痒，部分患者有全身不适、头痛、咽痛和上呼吸道感染症状。

本病一般4～8周自动痊愈，平日注意避免辛辣等物的刺激，皮损顽固或泛发者可用紫外线全身照射。

激光治疗可在用药基础上加用810nm半导体激光照射，直径3～5mm，输出功率为300～400mW，隔日1次，10次为1个疗程。取穴曲池、血海、合谷、足三里等穴位，每穴照射3min。这样可以通过激光能量作用于穴位，起到调节经络、益气和血、调节脏腑功能、恢复阴阳平衡，可以较快地消除病损，缩短病程。

【文献】潍坊医学院附属医院张军等报道，用半导体激光穴位照射治疗玫瑰糠疹50例，对照组46例则采用常规治疗。

药物组主要使用的氯雷他定（百为坦），每日10mg，维生素C 100mg，每日3次，外用炉甘石洗剂或糖皮质激素霜剂，疗程2周。

激光组在用药基础上加用830nm半导体激光照射，光束直径为3～5mm，输出功率为0～500mW，分别垂直照射曲池、血海、合谷、足三里，每穴3min，照射功率为300～400mW，隔日1次。

治疗结果表明，治疗新疹停发时间，皮疹消退时间，止痒时间及病程均短于对照组，两组比较，差异有显著性和非常显著性意义（$P < 0.05$，$P < 0.01$）（表3-41），总有效率治疗组为98.0%，对照组为80.4%，两组比较，差异有非常显著性意义（$P < 0.01$）（表3-42）。

表3-41　两组各项指标比较（$\bar{x} \pm s$）

组别	新疹停发时间	皮疹消退时间	止痒时间	病程
治疗组	1.700±3.164[①]	4.780±1.941[②]	2.080±1.748[②]	12.920±4.664[②]

注：与对照组比较，①表示 $P < 0.05$，②表示 $P < 0.01$

表3-42　两组临床疗效比较

组别	例数	痊愈	显效	有效	无效	总有效率(%)
治疗组	50	34	11	4	1	98.0[①]
对照组	46	21	9	7	9	80.4

注：与对照组比较，①表示 $P < 0.01$

　　玫瑰糠疹病因不明，国外学者研究发现，细胞免疫参与本病的发生。采用半导体激光穴位照射，由于激光波长处于人体组织的光学窗口内，对机体组织穿透力强，不但可直接作用于深部组织，促进局部血液循环，调节代谢进程，增强细胞免疫，改善全身和局部状况，还可以刺激穴位，增加穴位的光能和热能，调节经络，益气和血，调整脏腑功能，恢复阴阳平衡，故可以较快地消除皮损，缩短病程。

痤　疮

　　痤疮俗称青春痘，为慢性炎症性毛囊皮脂腺疾病，是皮肤科最常见的疾病，有80%～90%青少年均患过痤疮，痤疮是有自愈倾向的疾病，但是如果治疗不及时，可引起瘢痕，造成患者精神压力，其好发于面颊、额部、胸部、背部等。临床表现为粉刺（包括白头粉刺和黑头粉刺），丘疹、脓疱囊肿结节。

治疗应采取综合措施，如保持乐观的心态，少吃辛辣油腻的食品，多吃蔬菜水果；用药主要是用维A酸类药（阿达柏林凝胶）使毛囊打开，排出毛孔内的油脂栓，达到治疗粉刺的目的；还可采用810nm半导体激光进行局部照射，并配合外用药，感染时则口服抗生素，功率300～400mW，每次局部照射10min，如点状照射则每个点3～5min，每日1次，10次为1个疗程。

【文献】河北保定市中心医疗郝俊改报道，用半导体激光联合药物治疗囊肿性痤疮49例患者，和常规治疗49例，结果治疗组总有效率77.5%，对照组61.2%，两组差异有显著性。

半导体激光治疗的波长为780nm，功率为60mW，聚焦光点直径2mm，激光直接照射皮损区，每次每点照射900s，每日1次，7d为1个疗程，共2个疗程。治疗的同时加上常规用药，口服红霉素400mg，每日3次，甲硝唑200mg，每日3次，外用抗生素制剂。对照组则采用常规治疗方法。治疗结果表明，治疗组总有效率77.6%，对照组61.2%，经χ^2检验（$\chi^2=0.0168$，$P<0.05$）（表3-43），两组之间差异有显著性。

表3-43　两组疗效比较

组别	例数	治愈	显效	有效	无效	总有效率(%)
治疗组	49	20	18	10	1	77.6
对照组	49	10	20	15	4	61.2

治疗囊肿性痤疮在药物治疗的基础上加用半导体激光，不仅疗程短、效果显著，而且无痛苦和不良反应。

湿　疹

湿疹是由多种复杂的内外因素引起的一种多形性皮损和易有渗出倾向的皮肤炎症性反应，本病病因复杂难以确定。临床表现：皮疹呈多形性，急性期可呈红色丘疹、丘疱或水疱和小片状糜烂、渗液、结痂，感染时出现脓疱，亚急性期则以红色丘疹、斑丘疹、鳞屑或结痂为主，慢性期、皮损则为暗红色斑丘疹，常融合增厚呈苔藓样变，表面有鳞屑、抓痕和血痂。皮疹可以发生在任何部位，但以外露部位和屈侧多见。自觉瘙痒剧烈，常反复发作，迁延难愈。

治疗常用的药物是糖皮质激素等。

激光治疗可以消炎、消肿、脱过敏、提高免疫力。810nm 半导体激光可以局部照射，输出功率 500mW，照射时间 10min，光斑直径 5mm，每日 1 次，10 次为 1 个疗程；也可以双侧取穴曲池、足三里、肺俞、血海、三阴交，每穴 3～5min，每日 1 次，10 次为 1 个疗程。

【文献1】秦皇岛市北戴河医院马颖等报道，用半导体激光联合派瑞松乳膏治疗慢性湿疹 53 例和对照组 52 例，单用派瑞松乳膏涂敷患处，早、晚各 1 次，疗程均为 4 周。

治疗结果表明，治疗组和对照组总有效率分别为 89% 和 69%，两组比较有显著性差异（$P < 0.05$），两组均未见明显不良反应。

810nm 半导体激光局部照射，输出功率 500mW，照射时间

10min，光斑直径5mm，每日1次，10次为1个疗程。

对两组治愈的50例患者，在停药后2个月时进行随访，治疗组有1例复发，对照组有2例复发，复发者再治疗仍有效。由此证明，半导体激光联合派瑞松乳膏治疗慢性湿疹有协同作用。

【文献2】吉林省长春市南关区全安社区卫生服务中心陈永梅报道，用半导体激光局部照射治疗急、慢性湿疹患者39例，照射后外用自制肤灵膏，还有30例作为对照组用中药熏洗，并用肤灵膏，治疗结果（表3-44）显示：治疗组总有效率97.4%，对照组为76.7%，$P < 0.05$。

表3-44　治疗组对照组疗效对比［例（%）］

组别	例数	痊愈	显效	有效	无效	总有效率%
试验组	39	17	43	8（20.5）	1	97.4
对照组	30	6	8	9（30.0）	7	76.7

使用激光波长为810nm，输出功率500mW，光斑直径3～5mm，可持续性垂直照射病灶区，每日1次，每次10～20min，6d为1个疗程。

【文献3】上海仁济医院报道，用中医辨证施治和经络原理选择穴位，对124例湿疹患者进行半导体激光穴位照射治疗，每日1次，每穴3min，10次为1个疗程。近期疗效为痊愈68例（54%），显效33例（27%），好转17例（14%），总有效率100%，复发6例（5%）。有效率与照射次数有关，急性期和亚急性期患者的治愈率高，病程较长的慢性湿疹，相对治愈率低。

半导体激光穴位照射治疗湿疹，近期疗效明显，疗程短，患者易接受。

典型病例1：患者，男，65岁。左侧小腿胫前丘疹，鳞屑血痂、瘙痒半个月，伴有轻度静脉曲张，给予口服养血活血祛风止痒中成药，结合810nm半导体激光照射局部，功率500mW，每日1次，每次20min，10d为1个疗程，3个疗程基本痊愈。

典型病例2：患者，男，31岁。右臂部红斑、水疱、渗出、瘙痒1周。单纯外用药效果不明显，经给予810nm半导体激光局部照射，功率500mW，每日1次，每次10min，6d为1个疗程，2个疗程后治愈。这说明半导体激光治疗湿疹有确切疗效。

常用穴位主要有：曲池、足三里、肺俞、血海、三阴交，均为双侧取穴，也可分成两组交替照射，功率300～350mW，每穴3～5min，每日1次，10次为1个疗程。

日本激光治疗协会主席Toshio Ohshiro在"弱激光疗法"一文中介绍了弱激光治疗可以帮助非愈合创面进行愈合；消除多种类型的急、慢性疼痛，包括带状疱疹后遗神经痛、肩周炎、肘部发炎；对运动损伤等软组织损伤，加速水肿再吸收，减轻疼痛。弱激光不仅仅是消除症状，更重要的是扩张血管，加快血流速度，而且加速新生血管形成确保移植皮肤和皮瓣有充足的血液供应，实验证明使骨折愈合更快，因给组织带来更多的无机盐；代谢过剩和代谢减退状态都是不正常，会导致斑痣、白癜风等，而激光可以控制黑素细胞的代谢速度，使色素恢复正常，在治疗肥厚型瘢痕和凹陷性瘢痕时，弱激光还可以恢复胶原蛋白合成和裂解的速度。目前已运用到口腔、耳鼻喉、眼科、妇产科等领域。

面神经麻痹

面神经麻痹是一种比较复杂的面部疾患，发病原因也是多种多样，多数是由病菌感染所致，感染占 42% 左右；另外一种特发性面神经麻痹，也称 Bell 麻痹，约占 30.3%。这主要是由于疲劳和面部、耳后受风引起；神经源性如脑血管病，占 13.5%；创伤性，如外伤骨折、手术造成的，占 8.2%；肿瘤引起的占 5.5%，如听神经瘤、胆脂瘤等；还有中毒（酒精中毒等）、代谢障碍（糖尿病等）、血管功能不全也均会引起面神经麻痹。

该病一般分为两型：即中枢型，即脑皮质、内囊、脑桥等受损时，出现病灶对侧颜面肌肉麻痹，多见于脑血管病变，表现为鼻唇沟变浅，口角歪斜，歪向患病侧，不能吹哨，鼓腮等；周围型，为面神经核或面神经损伤引起，出现病灶同侧全部面肌瘫痪，表现为不能皱额、皱眉，不能闭目，角膜反射消失，鼻唇沟变浅，不能露齿，不能鼓腮和吹口哨，口角下垂，多见于受寒，耳部和脑膜感染，神经纤维瘤引起的周围型面神经麻痹，此外，还可以出现舌前 2/3 味觉障碍，说话不清晰等。

810nm 半导体激光治疗是非常好的面神经麻痹治疗手段，它无痛、有效，方法简单，常取穴翳风穴（面神经出口外）、耳门穴、阳白穴、四白穴、迎香穴、颊车穴、地仓穴、下关穴等，照射剂量 150～200mW，每穴照射 3～5min，以照射部位温热感为宜，剂量从小逐渐增加，每日 1 次，10 次为 1 个疗程。

【文献1】青岛大学医学院曲本琦等报道，用 810 半导体激光与电针治疗面神经麻痹 50 例，和 50 例对照组（红外线治疗）。治疗后，治疗组的疗效明显优于对照组，统计学处理有明显差异（$P < 0.05$）。

治疗组（激光＋电针）用 810nm 半导体激光照射患侧翳风、阳白、四白、太阳、地仓、颊车、牵正、合谷、太冲诸穴，选择功率 270～500mW，每日 1 次，每次每穴 3～5s，10d 为 1 个疗程，同时加用电针，通电 30min，强度以面部跳动为宜。（发病 8～15d 以后再加电针）。对照组（红外线）用适宜温度，每日 1 次，每次 30min，10 次为 1 个疗程。治疗结果见表 3-45 和表 3-46。

表 3-45　两组患者治疗后疗效比较

| 组别 | 例数 | 痊愈 | | 有效 | | 无效 | | 总有效率 |
		例数	%	例数	%	例数	%	（%）
治疗组	50	43	86	7	14	0	0	100
对照组	50	33	66	14	28	3	6	94

注：治疗后，治疗组的疗效明显优于对照组，$P < 0.05$

表 3-46　两组有效病例疗程比较

组别	例数	< 10 次	11～20 次	20～30 次	31～40 次	> 40 次
治疗组	50	8	19	16	7	0
对照组	47	1	11	21	9	5

从治疗次数来看，治疗组的治疗次数明显少于对照组，中医认为面瘫是机体内正气内虚，外邪乘虚侵袭面部、筋脉，致经络阻滞、气运不畅，筋脉失养，肌肉纵缓不收为病。

治则"活风先活血，血行风自灭"，故取穴阳明经的合谷穴，足阳明经的地仓、颊车、四白诸穴，通经络、活血化瘀、翳风能祛风止痛，选用电针断续波刺激腧穴，能提高肌肉组织的兴奋性，对横纹肌有良好的刺激兴奋作用。而半导体激光的近红外激光，具有消炎、抗感染、消肿、缓解血管痉挛，提高酶活性，增强代谢，促进再生，恢复神经功能，改善微循环，缩短病变过程，810nm 半导体激光透入组织较深（可达 7cm），生物效应显著，故治疗效果明显优于单纯红外线照射组。

【文献2】丘克群等报道，用He-Ne激光磁针与砷化镓（GaAS）半导体激光联合治疗周围性面神经麻痹27例，其中完全性面瘫16例，部分面瘫11例。

治疗方法是对准面神经总干及其分支或穴位照射，照射时间为10～15min，每日1次，12次为1个疗程，2个疗程间隔2～3d，治疗结果表明，完全恢复正常19例，部分恢复正常7例，无明显效果1例。

作者认为He-Ne激光照射可使皮肤微循环有所改善，使血管变粗变长，血流加速，而磁场可提高酶的活性，并激活代谢过程，有助于面神经的恢复和生长，而半导体激光的穿透力强，而且在照射后神经细胞的超微结构的某些改变（神经细胞髓鞘松解），可在35～40d后完全修复。同时，对颌面部手术后引起的暂时性面瘫，用这方法治疗也有好的效果。

【文献3】旷道玉报道，用半导体激光联合五官超短波治疗周围面神经炎治疗32例，效果满意。对照组（单独用五官超短波）也为32例。

治疗组选用650nm/830nm的复合光波，输出功率0～500mW，光斑直径5cm，将光探头置于眼角、嘴角和耳后神经痛处，探头贴近皮肤照射8min，每日1次，10次为1个疗程，间隔7d，再行第2个疗程的治疗。

在用激光治疗以前，用功率30W的小超短波治疗仪，将直径4cm的两个电极放置于患侧眼角和嘴角，然后将嘴角电极移至耳后，微热量，每次20min，每日1次，10d为1个疗程。

对照组单用五官超短波治疗，方法同治疗组。2个疗程结束后，治疗组在疗效评定中优于对照组（表3-47）。

表3-47　两组患者疗效比较

组别	例数	治愈	好转	无效	治愈率（%）
治疗组	32	28	2	2	87.5*
对照组	32	21	9	2	65.6

注：与对照组比较，* 表示 $P < 0.05$

中枢性面瘫

　　面神经核对上行通路任何部位受损，都可以引起中枢性面瘫，最常见受损的是内囊，可能的病因是颈内动脉系统闭塞，尤以大脑中动脉主干及分支闭塞更为多见，也可因血管瘤或高血压血管病变所致颅内出血以及颅内肿瘤所致。

　　中枢性面神经麻痹，颜面上部的肌肉并不出现瘫痪，闭眼、扬眉、皱眉均正常，面额纹与对侧深度相等，眉毛高度与睑裂大小均与对侧无异。中枢性面瘫时，面下部肌肉（即颊肌、开口肌、口轮匝肌等），出现瘫痪，故患者表现该侧鼻唇沟变浅，口角下垂，示齿动作时口角歪向健侧，中枢性面瘫时常有腱反射异常，Babinski 征阳性。

　　中枢神经系统受损，具有一定的代偿功能及脑可塑性的特点，所以用半导体激光穴位照射配合用神经肌电促通仪治疗，可以加速神经传导速度和功能恢复，是有效的康复手段。

　　【文献】江苏省无锡市第三医院苏琦等报道，半导体激光联合神经肌电促通仪治疗中枢性面瘫60例。另有60例作为对照组，采用常规药物治疗和半导体激光治疗。结果治疗组有效率为93.33%，对照组有效率为61.67%，治疗组疗效明显优于对照组（$P < 0.05$）（表3-48）。

表 3-48   两组患者经 2 个疗程治疗后疗效比较

组别	例数	痊愈	好转	无效	有效率（%）
治疗组	60	39	17	4	93.33
对照组	60	4	33	23	61.67

注：两组疗效比较，χ^2=17.2，$P < 0.05$

　　激光采用 830nm 的半导体激光，照射患者患侧翳风、下关、迎香、颊车、鱼腰、地仓、阳白、太阳、听宫等相关穴位，每次取穴 3～4 穴，每穴照射 3min，输出功率为 250mW，每日 1 次，10 次为 1 个疗程，治疗组则加用神经肌电促通仪，最大电流 19.5mA 治疗频率选择 1～1000Hz，自动治疗程序选择 3～100Hz，治疗时阳极导子置于大椎穴，一阴极导子置于患者耳后乳突穴，另一阴极导子置于患侧颊车部位，采用麻痹和血循两个模式，治疗剂量采用患者感觉阈值，温度调节至患者感觉舒适，每次治疗 15min，每日 1 次，10 次为 1 个疗程，共 2 个疗程。对照组只用半导体激光穴位治疗加常规药物治疗。

　　苏琦认为，半导体激光穴位照射不仅有"光针"的作用，而且由于机体大分子吸收激光光子能量而激活，可形成一定强度的电磁场，产生生物效应，可促进神经细胞结构和功能恢复，延缓神经细胞的坏死，对其损伤有明显的保护作用。

　　神经肌肉促通仪则采用脊髓通电方式，作用范围从神经的脊髓起始点一直到神经末梢，通过直接和间接效应，改变细胞膜的通透性和酶的活性，离子和极性物质的运动，加速神经传导的恢复。它刺激患侧神经纤维，不断地向中枢神经系统输入促通信号，从而加快神经功能重组和结构再塑，它还可以改善血液循环，消除局部炎症，营养神经。

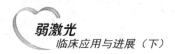

三叉神经痛

　　三叉神经痛是常见病之一，以一侧面部三叉神经分布区内反复发作的阵发性剧烈为主要表现，国内统计的发病率为52.2/10万，三叉神经痛多发生在中老年人，右侧多于左侧。

　　该病的特点是在头面部三叉神经分布区域内，发病骤发、骤停，疼痛呈闪电样、刀割样、烧灼样、顽固性、难以忍受的剧烈疼痛，说话、洗脸、刷牙或微风拂面，均会导致阵发性的剧烈疼痛，疼痛持续数秒或数分钟，发作是周期性发作。

　　疼痛以第2支、第3支多见，第1支少见，其疼痛范围不超过面部中线，偶尔有双侧三叉神经痛者，约占3%。

　　三叉神经痛可分为原发性和继发性两大类。原发性三叉神经痛找不到确切原因，可能是由血管硬化并压迫神经引起的，原发性三叉神经痛病因和机制尚不清楚。继发性三叉神经痛可能是由肿瘤压迫、炎症、血管畸形引起的。

　　通过半导体激光照射相应点后，可以刺激人体释放一种类吗啡样物质——脑内啡肽。脑内啡肽能够使人产生类似于使用鸦片剂或吗啡一样的欣快感，可以降低和疼痛感觉。激光照射还可以抑制末梢神经冲动传导的速度、强度及冲动频率，从而降低痛感和痛反应。

　　激光照射治疗部位如下。

　　（1）压痛点：半棘肌止点、乳突下方、太阳穴后方、第二掌骨近端。

　　（2）腧穴：第一支，鱼腰、阳白、阿是穴；第二支，下关、迎香、阿是穴；第三支，下关、颊车、地仓、阿是穴，也可配以合谷、足三里。

　　（3）照射方法：半导体激光的探头直接照射压痛点或穴

位，每次选3～5个点，每日1次，7次为1个疗程。输出功率150～250mW，时间5～8min，以照射部位有温热感或轻微针刺感为宜。

【文献】秦皇岛市第八医院柴萍等报道，用半导体激光穴位照射三叉神经痛14例，取得较好的治疗效果。使用半导体激光波长为810nm，输出功率为0～500mW，每个穴位照射3～5min，每日1次，7～10次为1个疗程。

治疗过程中首先是定位，即三叉神经痛患者经临床确诊后，采用2%利多卡因对眶下神经或下牙槽神经行诊断性阻滞麻醉，观察20min，无疼痛发作，可确诊定位；其次是选穴，第二支选四白、迎香、巨髎、下关穴，第三支选下关、颊车、地仓、大迎。

14例患者有13例坚持10次穴位照射，1例只照射4次后中断治疗。治疗2～6个月随访观察，其中Ⅰ级疼痛停止发作13例（93%），Ⅱ级疼痛显著好转1例（7%）；疗效Ⅰ级的占93%，全组14例中有1例因中断治疗后2个月服用卡马西平，但较治疗前服药量减少，疼痛程度较轻。由此可见，半导体激光治疗三叉神经痛方法简单、安全。

颞下颌关节紊乱综合征

颞下颌关节紊乱综合征是口腔颌面部常见病之一，多发生在青壮年。本病的特点为关节区酸胀和疼痛，疼痛部位有压痛，运动时弹响，张口运动障碍，多数属于功能失调，预后良好。但也有极少数患者可发生器质性改变，其发病原因中创伤因素是常见的，如咬硬物、张口过大、外力撞击等引起关节挫伤或劳损，咀嚼肌功能失调；咬合因素包括咬合紊乱，如牙尖过高、假牙不合适；其他因素，如着凉、风湿、情绪不稳定等也与该病的发病有关。

治疗方法主要有：①翼外肌封闭；②针灸下关、听宫等穴位；③激光治疗，810nm 激光照射颞下颌关节痛点，以改善局部血循环，加快带走致痛物质，改善局部营养供应，起到消炎、止痛的效果。

激光照射部位如下。

（1）局部压痛点：患者张口时，以髁状突后止方凹陷处。

（2）穴位：下关、颊车、上关、耳后、阿是穴，辅以合谷、三阴交、太冲。

（3）照射方法：输出功率 160～300mW（以有温热感为宜），每次照射 3～4 个点，每点 3～5min，每日 1 次，6～7 次为 1 个疗程，视病情而定。

【文献】四川大学王晓冬等报道，弱激光治疗颞下颌关节紊乱病 42 例，其中激光组 21 例，对照组 21 例。激光组患者每天接受 3 个节段（每个节段 5min），总共 15min 的激光照射（650nm/830nm 复合光波）。每个节段对应 1 个照射位点（关节囊侧方、后方、上部）。对照组患者执行假激光（红色可见光），每天 1 次，共 6d。两组各项定量指标对比见表（3-49）。

表 3-49　治疗结果：对照组和激光组的各定量指标测量结果

指标	变量	治疗前	治疗后	治疗后 1 个月	治疗后 2 个月
VAS/cm	对照组	6.952±1.426	5.195±1.431	3.683±1.677	4.324±1.763
	激光组	7.038±1.356	4.055±1.400	2.676±1.840	1.529±1.140
MVO/mm	对照组	33.171±6.170	36.030±4.855	36.876±3.818	36.895±3.547
	激光组	32.195±5.681	37.590±7.537	40.605±7.293	41.676±5.809

（续　表）

指标	变量	治疗前	治疗后	治疗后1个月	治疗后2个月
PE/mm	对照组	5.835±1.294	5.200±1.426	5.581±1.707	5.471±1.920
	激光组	5.995±1.541	6.190±1.527	5.967±1.140	5.714±1.335
LLE/mm	对照组	7.514±2.282	8.295±2.327	7.976±1.999	8.900±2.477
	激光组	6.405±2.004	9.743±2.910	10.976±2.709	11.471±2.442
RLE/mm	对照组	7.257±2.488	7.619±2.336	7.919±2.147	7.386±2.277
	激光组	7.295±2.662	9.376±2.098	9.643±2.452	10.333±2.651

从表3-49可见，随着时间变化，两组VAS都呈下降趋势，但激光组下降更明显，说明激光对减轻颞下颌关节痛疗效明显。这一结果和国外的试验结果是一致的。另外，激光明显提高了下颌向左、向右侧向功能运动的范围，对MVO的提高有一定作用，故认为弱激光适合治疗颞下颌关节痛。

关于激光治疗的剂量和治疗次数，各临床报道的尽管不同，但一般阳性试验中，使用的剂量为89.7J/cm^2、80J/cm^{2}等。关于激光治疗次数有1、4、6、20次，但多集中在6~8次，本试验采用6次治疗对受试者进行干预。

由于激光治疗具有无创、安全、见效快、不良反应少、易为患者接受等优点，故可以作为治疗手段之一。

牙本质过敏

牙本质过敏是一种常见病、多发病，常由于牙齿硬组织的缺损，如磨损、酸蚀症、楔状缺损等所引起，表现出牙齿对温度、化学性、机械性刺激产生酸痛不适感。其发病机制还不十分清楚。有学者认为牙本质中存在着牙髓神经末梢，故感觉可由牙本质表层传导入牙髓；牙本质细胞的原浆突中含有乙酰胆碱酶，它在受刺激后引起神经传导，产生疼痛；空气、高渗溶液或温度刺激引起疼痛。

治疗一般用抗敏牙膏多能奏效，特别是牙齿磨耗比较明显的中老年人适用。如果还没有效果，则需要到医院治疗，在牙齿上涂擦脱敏剂或填补牙本质达到治疗效果，必要时可进行牙髓治疗。

半导体激光治疗牙本质过敏可获得满意的脱敏效果。波长810nm激光对组织有很强的穿透力。治疗仪体积小，重量轻，安全可靠。

【文献1】山东荣成市人民医院报道，用830nm的半导体激光，光斑直径3mm，输出功率为0～500mW（一般用180～300mW），照射部位为患者的咬合面和颊面，每点照射3min，每日1次，5次为1个疗程。本组共治疗148例，牙齿588颗，其中咬合面面磨损敏感的394颗牙中，显效150颗，有效206颗，无效38颗，有效率90%；颊面部缺损敏感194颗，显效72颗，有效108颗，无效14颗，有效率92.7%，总有效率达91.35%。

牙本质敏感是口腔临床常见病和多发病，以往用多种药物、仪器治疗均不理想。从20世纪80年代开始，国内外学者开始用激光治疗牙本质过敏，通过一系列临床、实验室、动物实验研究，证明激光治疗牙本质过敏的效果大大提高，神谷一有（日本，1986年）报道激光治疗牙本质过敏有效率为82%，华西医科大学何伦中（1987年）报道激光治疗牙本质过敏有效率100%，均收到满意效果，远期治疗效果有待进一步观察。

【文献2】哈尔滨医科大学附属第四医院黄健报道，用810nm波长的半导体激光，输出功率300mW，光斑直径

5mm，治疗时用探针检查确定过敏位置及范围，用墨法着色，用激光探头直接照射牙敏感区，每次照射 3min，每日 1 次，5 次为 1 个疗程。若敏感区过大，则将探头移动到整个过敏区照射。

治疗结果表明，对各种原因引起的牙本质过敏 40 例的 140 颗牙，半导体激光 1 次照射，即刻缓解有效率为 100%，1 个月后显效 93 颗，占 66.4%，有效 39 颗，占 27.9%，总有效率 94.3%。牙本质敏感治疗效应分析结果见表 3-50。

表 3-50 激光治疗牙本质敏感效应分析（%）

牙本质敏感部位	牙（颗）	显效	有效	无效
𬌗面磨耗	68	46（67.6）	18（26.5）	4（6.1）
楔状缺损	30	19（63.3）	9（30）	2（6.7）
牙龈萎缩	30	20（66.7）	9（30）	1（3.7）
牙釉质裂纹	12	8（66.7）	3（25）	1（8.3）
合计	140	93（66.4）	39（27.9）	8（5.7）

激光治疗就是利用激光的热效应，瞬间产生的高温，将牙本质表面的有机物和无机物溶化，降低牙本质小管的通透性，减少小管内液体流动，有效地阻止外界刺激的导入，达到缓解疼痛脱敏作用。激光还可引起牙本质细胞变性，引起钙盐沉积，封闭了牙本质小管，减少刺激，达到脱敏作用。

急性冠周炎

急性冠周炎是牙萌出或阻生所引起的冠周软组织龈袋的感染，以下颌第三磨牙为最多见，尤其阻生时更易发病，好发于

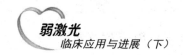

青年人，临床一般用抗生素治疗。

用半导体激光探头直接照射患牙的牙龈充血、肿胀区，功率为 300～300mW，每点照射 5～8min，范围大时可多点照射，配合用穴位照射，常取穴颊车，输出功率 300～400mW，每穴 3min，如患者张口困难或合并间隙感染，则可以照射面颊部肿胀区和同侧肿大的淋巴结，采用非接触照射，探头距皮肤 1.5～2cm，功率 300～350mW，每点 5～8min，如肿胀面积大，可以多点照射。

以上治疗每天 1 次，5 天为 1 个疗程。如治疗方便，也可以每天照射 2 次。半导体激光照射治疗冠周炎，疼痛明显者配合抗生素治疗，则可以缩短疗程，提高疗效。

复发性口腔溃疡

复发性口腔溃疡，又称复发性阿弗他溃疡或复发性阿弗他口炎，以口腔黏膜各部位反复发生的溃疡为特征，病因不明，但无传染性。因灼痛明显故被冠名以希腊文"阿弗他"（灼痛），溃疡发作轻者数月一次，重者连续发作，此起彼伏，无间歇期，妨碍饮食及语言，影响患者的生活质量。

目前复发性口腔溃疡的病因和发病机制不明，诱因可能是局部创伤、精神紧张、食物、药物、激素水平改变及维生素或微量元素缺乏。系统性疾病、遗传、免疫及微生物在该病的发生、发展中可能起到重要作用。机体有潜在的胃肠疾病、血液病和内分泌等系统疾病可能与该病发病有关。

该病临床表现为口腔溃疡 3～5 个，散在分布、圆形或椭圆形，直径小于 5mm，5d 溃疡开始愈合，7～10d 完全愈合，不留瘢痕，但易反复发作，间歇期半个月到数月不等，严重溃疡可深大，溃疡面大于 1cm，好发于颊黏膜、舌尖和腭垂部位。

传统采用散剂、维生素、激素类药物治疗，效果不理想，而半导体激光照射具有很好的疗效，其治疗方法如下。

（1）口腔内照射：用生理盐水清洗溃疡面后，将激光探头对准溃疡面，距创面 0.5～1cm，功率 300～400mW，每点照射 5～10min，每日 1 次，5～8d 为 1 个疗程。

（2）穴位照射：病损同侧的合谷、足三里；双侧病损，则左右侧交替照射，功率 300～350mW，每点 3min，每日 1 次，5 次为 1 个疗程。激光治疗的同时，可配合药物，有利于提高疗效。

【文献】上海二医大附属医院口腔科，用半导体激光照射 1 例严重口腔溃疡患者，照射前患者疼痛不安，张口困难，但 1 次照射后，患者顿感疼痛明显减轻，可以张口。

用同样方法可以治疗剥脱性唇炎、疱疹性口炎和传染性口角炎和慢性唇炎，输出功率 250～300mW，每点照射 5～8min，每日 1 次，5 次为 1 个疗程，面积大者可进行多点照射。

盆腔炎

盆腔炎是指女性盆腔生殖器官、子宫周围的结缔组织及盆腔腹膜的炎症。慢性盆腔炎往往是从急性期治疗不彻底迁延而来，因其发病时间长，病情较顽固，外阴部的细菌可以逆行感染，通过子宫、输卵管而到盆腔。只有当机体抵抗力下降、侵入细菌才会导致盆腔炎的发生。

引起盆腔炎的病原体包括葡萄球菌、大肠埃希菌、厌氧菌，还有性传播病原体（如淋菌、沙眼衣原体、支原体、疱疹病毒）。急性盆腔炎如治疗不彻底则会导致慢性盆腔炎，它使机体发生慢性输卵管炎与输卵管积水、输卵管卵巢囊肿、慢性盆腔结缔组织炎。

主要症状是下腹部坠胀，疼痛及腰部酸痛，常在劳累、性交后及月经前后加重，输卵管粘连阻塞时可致不孕，有时有全身症状，如低热、易疲劳，周身不适，失眠等症状。

由于激光可以消炎、镇痛、消除水肿，提高机体免疫力，特别是810nm半导体激光穿透组织很深，可达5～7cm，故对深部组织的盆腔疾病起作用，特别是这种激光可以促进血液循环，快速带走炎性物质，起到很好的治疗作用。

激光照射部位如下。

（1）疼痛部位，局部压痛点明显之处。

（2）相关的俞穴：关元、中极、水道、三阴交、膀胱俞等。激光照射使用810nm半导体激光探头直接放置在上述部位（穴位）上，每日1次，5～10次为1个疗程，视病情决定疗程的次数，照射时使用的功率为400～500mW。

由于半导体激光的能量参数广，辐射方式多、安全，耐用、体积小，因而是治疗盆腔炎最好的辅助治疗。

【文献】重庆医科大学附属第一医院谢莉玲等，将72例慢性盆腔炎患者随机分为3组，均口服桂芝茯苓胶囊；每次2颗，每日3次，连续服用30d，对照组只选择药物治疗；实验A组则在药物治疗的同时加用TDP照射下腹部，每日2次，每次20min。实验B组用药物治疗的同时加用810nm半导体激光照射下腹部，每日2次，每次10min，小探头直接插入直肠和阴道4～5cm，每次5min，4周为1个疗程。

三组治疗后疼痛程度进行比较（表3-51），不同组和疼痛程度的差别有统计学意义（$F = 84.67$，$P < 0.0001$），不同治疗时

间的疼痛程度差别有统计学意义（$F = 189.24$，$P < 0.0001$），不同治疗方式与治疗时间之间有明显的交叉作用（$F = 25.92$，$P < 0.0001$）。

表 3-51　三组治疗前后疼痛程度比较

组别	治疗前	治疗 2 周	治疗 4 周
对照组	5.9±0.4	5.7±0.3	5.6±0.5[&&]
治疗组 A	5.8±1.3	5.0±0.2[*&]	4.8±0.6[*&&]
治疗组 B	5.9±0.9	3.8±0.3[**& ☆]	2.1±0.5[**&& ☆]

注：*、**、&&&、☆均表示 $P < 0.05$；* 表示治疗组 A 与对照组之间的比较；** 表示治疗组 B 与对照组之间的比较；& 表示治疗 2 周后与治疗前比较；&& 表示治疗 4 周后与治疗前比较；☆表示治疗组 A 和治疗组 B 比较

从表 3-51 中可看出治疗组 B 疼痛程度明显低于对照组和治疗组 A。随着治疗时间的延长患者的疼痛程度也减轻。

治疗 2 周后两组之间疗效异差无统计学差异，但 4 周后综合治疗用卡方检验 $\chi^2 = 10.0410$，$F = 0.397$，治疗效果的差异有统计学意义（表 3-52）。

表 3-52　三组患者治疗后综合疗效比较

组别	治疗 2 周后			治疗 4 周后		
	痊愈（%）	有效（%）	无效（%）	痊愈（%）	有效（%）	无效（%）
对照组	0（0）	3（12.50）	21（87.50）	0（0）	7（29.17）	17（70.83）
实验组 A	1（4.17）	4（16.67）	19（79.16）	2（8.33）	6（25.00）	16（66.67）
实验组 B	2（8.33）	8（33.34）	14（58.33）	4（16.67）	12（50.00）	8（33.33）
—	Fisher's Exact Test	$P=0.1575$		$\chi^2=10.0410$	$P=0.0397$	

慢性盆腔炎的病程长，炎症迁延、反复发作，导致盆腔结缔组织或附件增厚，呈索状或形成炎性包块。

用 810nm 半导体激光对慢性盆腔炎患者进行体外照射和腔内照射，再配合活血化瘀的中成药，疼痛完全缓解率达 52%，综合疗效有效率为 67%，短期内治疗效果明显优于其他治疗方法。

除以上常见病症用红外半导体激光有很好的疗效之外，还有很多临床报告证明其疗效是很好的，是医院里和家庭里常用的物理治疗方法，是绿色的、无不良反应的有效的疗法。

减　肥

弱激光疗法减肥的研究目前还比较少，Neira 等在 2002 年报道了半导体激光对脂肪组织的溶解作用。国外由于研发了专门的激光溶脂机，以输助吸脂手术，但目前随机临床试验发现弱激光穴位照射可以提高节食和电针减肥效果，而且能通过激光血液辐照降低血脂。

运动减肥疗效确切，如进行有氧运动能帮助分解、消耗脂肪，但见效慢，身体易疲劳，关节易发生疼痛，许多肥胖者不愿接受，有的难以坚持，而弱激光也有溶解脂肪和降血脂的作用，在减肥方面可能具有协同作用。

【文献 1】华南师范大学刘晓光等研究弱激光照射结合有氧运动的人体减肥效果，他们将 24 名肥胖大学生随机分为 3 组，每组 6 人，即单纯运动组，单纯激光组，激光结合运动组。采用跑台上坡走（5°，4.5km/h，30min）方式进行运动，以 810nm 半导体激光在神阙、天枢（双），承扶和伏兔穴进行照射 1592mW/cm^2，每穴 4min。各组减肥干预每周 3 次，共 6 周。试验前后测体重，体重指数（BMI）、体脂百分比、腰围、大腿围、血清三酰甘油和总胆固醇。结果发现，各组的体重、BMI、体脂百分比、腰围和大腿围度试验后均显著下降，激光结合运动组和单纯激光组的血清总胆固醇也显著下降。在 3 个组中，激光结合运动组的体重、BMI，体脂百分比和腰围的降幅最大。结果表明，弱激光照射射结合有氧运动能明显减少体脂百分比，降低体重，其减肥效果显著优于单纯弱激光照射和单纯有氧运动。

有氧运动用意大利生产的 Technogym D140 跑台上进行快速上坡走，坡度 5°，步速 4.5km/h，持续运动 30min，运动前进行 5min 的准备活动，运动后进行 5min 的整理活动。

半导体激光波长为 810nm，光斑直径 4mm，照射功率 200mW，功率密度 1592mW/cm^2，照射腹部的神阙和左、右天枢穴以及右侧大腿的承扶和伏兔穴共 5 个穴，每穴 4min，剂量为 382J/cm^2，每次共照 20min。

结果表明，经过 6 周的减肥干预，单纯运动组、单纯激光组和激光结合运动组的体重分别平均下降 1.61，1.51 和 4.01kg，下降幅度分别为 2.3%，2.3% 和 5.5%；三组的 BMI 则分别平均下降 0.64，0.61 和 1.54；体脂百分比则分别平均下降 1.40%，1.85% 和 2.51%。各组试验前后的体重、BMI 和体脂百分比差异均具有非常显著的意义（$P < 0.01$）。

激光结合运动组的体重、BMI 和体脂百分比下降程度明显大于其他两组，差异非常显著（$P < 0.01$）；单纯激光组的体脂百分比下降程度大于单纯运动组，差异显著（$P < 0.05$）。

单纯用弱激光穴位照射也可以减肥，是由于通过调理经络、调节内分泌功能而达到减肥目的的。

本研究采用 810nm 半导体激光腹部和腿部照射（200mW，每穴 4min，共 20min，每周 3 次的减肥效果。试验过程中，除要求避免暴饮暴食的外，未对受试者的饮食进行特别控制。经过 6 周的减肥试验，单纯激光组体重平均下降 1.51kg，降幅 2.3%，体脂百分比平均下降 1.85%，同时腰围和大腿围度均明显减少，血清胆固醇也明显降低。神阙穴属任脉，位于肚脐中央，腹壁下动、静脉在其下走行，照射神阙穴时腹壁下的动、静血液产生影响；天枢、伏兔穴属于胃经，承扶属于膀胱经，均位于脂肪肥厚处，故对脂肪组织产生影响。激光穴位照射减肥的机制目前仍不清楚，这可能激光穴位照射后具有全身效应，通过调节神经内分泌而起作用，Caruso-Daris 等研究弱激光对健康人腹部脂肪的作用，结果发现腹部非穴位部位的照射也可以明显减少腰围，这说明弱激光照射具有局部作用。

戒　酒

饮酒，人们生活中不应缺少酒，生活中饮酒不管是白酒、葡萄酒、啤酒或是其他酒都应当适度地，健康地饮用，切莫有"宁伤身体，不伤感情"的饮酒观念。

乙醇通过肠胃道被吸收，进入血液，当血液中乙醇浓度达到 0.05% 时，可使人产生兴奋状态；乙醇浓度达到 0.1% 时，就可使人兴奋过度而失去自制力；当乙醇浓度达到 0.2% 时，就会烂醉如泥，这就是常说的酒精中毒，会对身体造成极大的损害。特别是酒后脸色变红的人，患食管癌、肝癌、乳腺癌和大肠癌的概率也大，还与高血压、肝硬化等有关，全球有关酒精病死亡率为 3.8%，全球死亡 25 例中就有 1 例与酒精有关。

总之限酒是全球最紧迫的健康问题之一，但有人想戒酒又戒不了，有"酒瘾"停饮或减少饮酒时将出现戒断综合征。但是，采用激光戒酒的方法，可除戒断综合征。

【文献】大连医科大学附属一院夏秋报道，用半导体激光耳穴照射配合耳穴贴压戒除酒依赖 30 例的临床观察。共选择 50 例，其中治疗组 30 例，对照组 20 例。

治疗组取耳穴神门和心、胃、内分泌、皮质下、咽喉及耳廓内敏感点，选用半导体激光进行穴位照射，输出波长 830nm，输出功率 450mW，每点照射 3min，照射后选 4 个穴位，贴王不留行子，隔日 1 次，5 次为 1 个疗程，疗程间隔 2d，嘱患者每日饭前 5min 自行压贴子处 2min，治疗 36d 后，进行疗效统计。对照组每次选 4～5 个穴位，贴压王不留行子，每 3 天换穴 1 次，嘱患者每日饭前 5min 自行按压贴子处 2min，治疗 36d 后进行疗效统计。治疗结果见表 3-53。

表 3-53　两组患者疗效比较

组别	例数	治愈	好转	无效	有效率（%）
治疗组	30	28	1	1	96.7
对照组	20	11	6	3	85.0

注：两组比较，$\chi^2 = 10.397$，$P < 0.01$

酗酒是个人一种不良习惯，但酒精依赖则是一种疾病，由其可诱发 B 族维生素的缺乏、神经毒性反应、心脏血管疾病等多器官系统的疾病，而酒精依赖者如强行戒除，则易发生严重的戒断综合征。

中医学认为，人体是有机整体，耳并不是一个孤立的听觉器官，它和脏腑有着密切的关系，酒精依赖患者可在耳部找到疼痛反应点，刺激耳部穴位和反应点可起到治疗作用，夏秋取耳部胃、内分泌、皮质下、咽喉和疾病反应点可调整脏腑组织器官的功能，达到双向良性调整作用。酒精依赖不但是生理上的疾病，而且也是心理因素存在，故取穴耳部神门、心，以安神定志。830nm 激光穿透力深，故有效作用于穴位，提高戒酒效果，可防止戒断综合征的发生。